AF324809

MÉDECINE PRATIQUE

MÉDECINE, CHIRURGIE, OBSTÉTRIQUE, ETC.

Publiée sous la Direction

de M. le Dʳ HUTINEL

Professeur à la Faculté de Médecine de Paris
Membre de l'Académie de Médecine
Médecin de l'Hospice des Enfants-Assistés

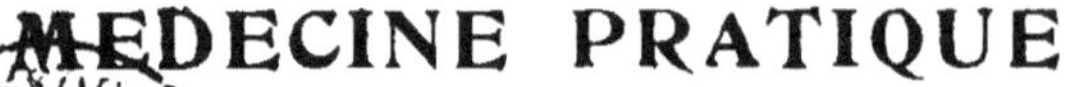

I

Les Infections digestives des Nourrissons

MÉDECINE PRATIQUE

Secrétaire général :

M. le Dr Prosper MERKLEN

Ancien interne des Hôpitaux de Paris
Assistant suppléant de Consultation à l'Hôpital Bichat

LES
INFECTIONS DIGESTIVES

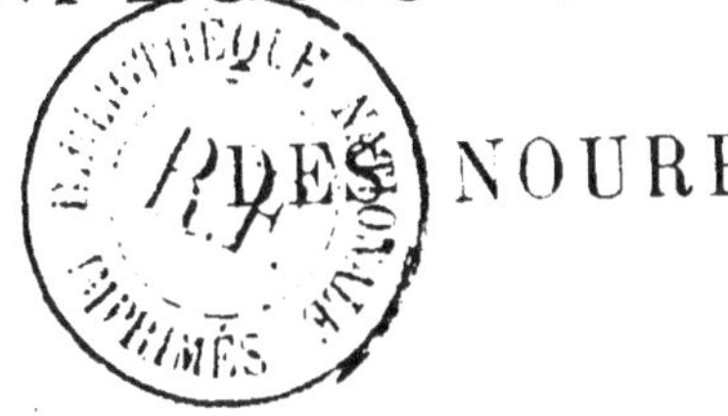

DES NOURRISSONS

PAR

le Dr P. NOBÉCOURT

ANCIEN CHEF DE CLINIQUE ADJOINT
DE LA FACULTÉ DE MÉDECINE DE PARIS
CHEF DU LABORATOIRE DE L'HOSPICE DES ENFANTS-ASSISTÉS

Préface de M. le Professeur HUTINEL

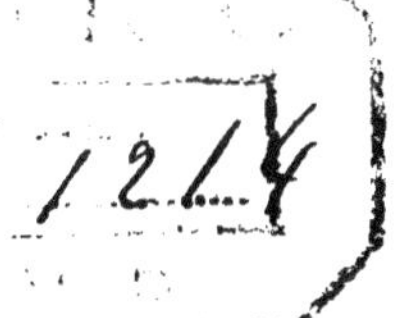

MAISON D'ÉDITIONS :

A. JOANIN ET Cie
24, Rue de Condé, 24 — PARIS (VIe)

—

1904

AU PROFESSEUR HUTINEL,

en reconnaissance

de son enseignement journalier

au lit du malade.

P. N.

PRÉFACE

Depuis une vingtaine d'années, nous avons marché à grands pas dans la voie du progrès. La médecine, qui s'était contentée pendant des siècles de l'examen des malades, a fait appel à la méthode expérimentale, et celle-ci, après avoir joué un rôle assez modeste, a fini par prendre une place si considérable qu'à l'heure actuelle on ne conçoit plus une clinique sans laboratoire. La bactériologie, la chimie, l'histologie nous apportent sans cesse leurs enseignements ; partout on travaille. Les expériences, les analyses, les recherches de tout genre se multiplient. Grâce à ce concours fécond, des points de vue nouveaux apparaissent tous les jours. La science ne change pas, car le vrai est immuable ; mais elle s'éclaire sans cesse de lueurs nouvelles. Ce qu'on soupçonnait à peine hier est aujourd'hui une vérité démontrée, et, dans toutes les branches des sciences médicales, nous assistons à une transformation et à une rénovation incessantes.

Il devient de plus en plus difficile aux publications. dont le but est de résumer l'état de la science de suivre ces progrès, *tant ils sont rapides*. Il y a trente ans, on pouvait encore exposer, dans de vastes encyclopédies où les volumes se succèdaient à intervalles déterminés, l'état des connaissances médicales. C'était l'époque des grands dictionnaires. Pour en achever un, il fallait dix ans, quinze ans et plus, et, quand paraissaient les derniers fascicules, les premiers n'avaient pas encore trop vieilli. A ces volumineuses et lentes publications ont succédé les traités spéciaux de pathologie interne, de pathologie externe, de pathologie générale, etc. Autrefois un même auteur pouvait entreprendre la rédaction d'un de ces traités ; il consacrait plusieurs années à son achèvement et il pouvait mener à bien une œuvre originale et homogène. Maintenant il faut aller plus vite. Les traités spéciaux, en plusieurs volumes, sont rédigés par une foule de collaborateurs qui se partagent la besogne, et, si les publications contenues dans ces ouvrages n'ont pas toutes la même valeur et ne sont pas toutes animées du même esprit, du moins elles se suivent assez rapidement. Et cependant si nous parcourons les traités encore inachevés, nous voyons que les premiers volumes auraient besoin d'éditions nouvelles longtemps avant l'apparition des derniers.

On a donc pensé qu'à ces volumineuses encyclopédies, qu'à ces gros traités, démodés avant d'être terminés, il fallait substituer des publications plus courtes, pouvant se succéder et se remplacer facilement. C'est de là que sont nés tous ces petits livres d'un format commode, consacrés à quelque point intéressant de la médecine, de la chirurgie, de l'obstétrique ou des spécialités. Dans ces petits ouvrages détachés, véritables miettes de la science médicale, on trouve exposées à peu près toutes les questions d'actualité et toutes les acquisitions nouvelles.

L'essai de ces publications détachées a été fait il y a une dizaine d'années ; les collections se sont succédées et elles ont généralement bien réussi, parce qu'elles répondaient à un besoin réel.

C'est une collection de ce genre que je viens présenter au public médical.

Un de mes élèves, M. le Dʳ Prosper Merklen, a pris l'initiative de cette publication et il m'a fait l'honneur de m'en offrir la direction. Il a pour collaborateurs de jeunes médecins, anciens chefs de clinique, anciens internes, spécialistes sérieux, tous instruits et capables de traiter d'une façon originale et compétente les sujets qu'ils ont choisis. M. le Dʳ Joanin, qui a été à la Faculté chef des travaux de pharmacologie, a assumé la tâche d'éditer ces petits ouvrages.

Le but que se sont proposé les collaborateurs de cette publication me parait véritablement utile. Ils ne veulent pas faire des ouvrages savants, hérissés de citations et de noms, remplis d'analyses et d'expériences ; ils ont l'intention de résumer d'une façon claire et précise ce que l'on sait à l'heure actuelle et ils entendent se placer à un point de vue essentiellement pratique. Une douzaine de volumes sont sous presse et vont paraître inces-

samment, une quarantaine d'autres vont les suivre. Il suffit de parcourir la liste de ces ouvrages pour voir que les sujets qu'ils traiteront seront presque tous du plus haut intérêt.

Je suis donc très fier d'être le parrain de cette jeune collection et j'espère qu'elle méritera le succès que je lui souhaite.

HUTINEL.

I

INTRODUCTION

La connaissance des infections digestives des
nourrissons est la conséquence directe des dé-
couvertes de Pasteur et de leurs applications
à l'étude des maladies, de l'isolement des germes
pathogènes de la fièvre typhoïde par EBERTH et
GAFFKY (1880-1884), du choléra asiatique par
KOCH (1884).

En 1884, DAMASCHINO et CLADO (1) signalent
dans les selles des nourrissons la présence de bacilles, qu'ils ne trouvent pas dans les selles normales, et leur attribuent un rôle pathogène ; mais
ils ne peuvent les isoler.

En 1885, ESCHERICH (2) commence la série de
ses importantes recherches sur la flore normale
et pathologique de l'intestin des nourrissons.
C'est en réalité à lui que sont dus les premiers
travaux systématiques sur le sujet qui nous
occupe. Après avoir décrit le *bacterium coli com-*

---

(1) DAMASCHINO et CLADO. Microbes de la diarrhée infantile. *Société de Biologie*, 6 déc. 1884.

(2) ESCHERICH. Die Darmbakterien des Säuglings und
ihre Beziehung zur Physiologie der Verdauung. *Fort-
schr. der Medicin*, 1885 — et *Monographie*, Stuttgard, 1886.

mune et le *bacterium lactis aerogenes*, hôtes habituels de l'intestin du nourrisson, et signalé la complexité de la flore intestinale en dehors de tout état pathologique, il montre que les diarrhées infantiles relèvent tantôt d'une exaltation de la virulence des saprophytes, tantôt de la pénétration dans l'intestin de germes venus du dehors : d'où la division étiologique en infections *endogènes* et infections *ectogènes* (1889) (1).

Dans le même temps, LESAGE (2) (1887), W. BOOKER (3) (1887), BAGINSKY (4) (1888) publient leurs premiers travaux. Puis, peu à peu, les recherches se généralisent, et, à l'heure actuelle, l'énumération des médecins qui ont étudié les toxi-infections digestives des nourrissons serait longue et forcément incomplète. Nous citerons leurs noms dans le courant de cette étude à propos des questions qu'ils ont contribué à éclaircir et des notions nouvelles qu'ils ont établies.

Si, au début des recherches que nous venons

---

(1) ESCHERICH. Beitrag zur Pathogenese der bacteriellen Magen und Darmerkrankungen in Säuglingsalter. Congrès d'Heidelberg, 1889. *Wien. med. Presse*, 1889.

(2) LESAGE. De la dyspepsie et de la diarrhée verte des enfants du premier âge. *Revue de médecine*, 1887 et 1888.

(3) W. BOOKER. *Transact. of the Ninth Intern. Congr.*, 1887, III.

(4) BAGINSKY. Les fermentations dans le canal intestinal de l'enfant. *Deutsch. med. Woschenschr.*, 1888.

de relater, la notion d'infection était nouvelle, les maladies dont elles cherchaient à élucider la cause ne l'étaient pas; elles avaient donné lieu dès la première moitié du XIXe siècle à de nombreux travaux relatifs tant à la clinique qu'à l'anatomie pathologique. En France, LECLERC (1821) décrivait la *gastro-entérite* des enfants, NAPPER (1825), l'*entérite chronique* des enfants; en Amérique, J. PARRISH et DEWEES (1826), l'un le *choléra infantile*, dont TROUSSEAU devait faire plus tard (1868) un tableau resté célèbre, l'autre l'*entérite folliculaire dysentériforme*. Dans leurs traités classiques, BILLARD (1828), RILLIET et BARTHEZ (1843), BOUCHUT (1845), LEGENDRE (1845), etc. consacraient à ces affections des chapitres plus ou moins importants, dont ne se dégageait d'ailleurs aucune notion bien précise. En Allemagne, cependant, les études d'anatomie pathologique conduisaient à une classification de ces maladies, devenue classique avec WIEDERHOFER (1880), sur laquelle nous aurons à revenir.

Il suffit de remarquer combien peu de progrès avaient été réalisés dans la connaissance des affections gastro-intestinales des nourrissons avant l'apparition dans la science de la notion d'infection, et de mesurer ceux qui ont été accomplis dans ces vingt dernières années pour apprécier son importance. Leur étiologie et leur pathogénie, jusque-là ignorées, se sont précisées : par suite leur prophylaxie et leur traitement ont pu être établis sur des bases rationnelles : la stérilisation du lait, l'antisepsie intestinale, que l'on a appris à réaliser par des procédés multiples, en ont été les conséquences pratiques, dont les bienfaits ne sont plus à démontrer.

Cependant, malgré le lait stérilisé, malgré une thérapeutique efficace, la fréquence des infections gastro-intestinales reste grande et leur mortalité considérable. Rien qu'à Paris et dans les villes de plus de 30.000 habitants, de 1892 à 1897, la diarrhée infantile a causé la mort de 61.337 nourrissons âgés de moins d'un an, la mortalité totale à cet âge ayant été de 158.990 (d'après les statistiques de BALESTRE et GILETTA (1). A Paris, la mortalité pour diarrhée chez les enfants au biberon, qui était de 2.485 en 1885, était encore de 2.106 en 1899. (G. LEFORT) (2). A Reims, le rapport des décès par diarrhée infantile à la mortalité générale de l'enfance reste à peu près le même et se traduit par 1 sur 2 et même davantage, comme le montrent les statistiques du bureau d'hygiène de Reims (BOCQUILLON) (3). A Montpellier, les morts par gastro-entérite constituent 69 0/0 des décès des enfants pendant la première

---

(1) BALESTRE et GILETTA. Mortalité de l'enfance dans la population urbaine de la France de 1892 à 1897. *Acad. de médecine*, 11 juin 1901.

(2) G. LEFORT. Alimentation des nourrissons et gastro-entérite (étude critique). *Thèse de Paris*, 1900.

(3) BOCQUILLON. Quelques considérations sur la diarrhée infantile à Reims. *Thèse de Paris*, 1902.

année (Mme CAYROL-BLUM) (1). On pourrait multiplier les chiffres.

Sans doute, une part importante de cette mortalité est imputable à l'ignorance encore trop répandue des principes de l'alimentation des nourrissons et du traitement de leurs troubles digestifs; la preuve en est dans les bons résultats obtenus dans les crèches et dans les consultations de nourrissons par BUDIN, CHAVANNE, VARIOT et par bien d'autres. Elle doit donc diminuer à mesure que l'instruction en cette matière se répandra non seulement parmi les médecins, mais aussi parmi les mères, les nourrices, les sage-femmes et d'une façon générale parmi les personnes qui ont la garde et le soin des nourrissons.

Il ne faudrait cependant pas considérer que les progrès à réaliser tiennent exclusivement dans cette question de pratique, et croire que tous les problèmes qui ont trait aux infections digestives des nourrissons soient élucidés. Bien des points restent encore obscurs dans la compréhension de ces processus morbides; si on veut sortir de la notion générale, pénétrer dans l'intimité des phénomènes, préciser les faits, on s'aperçoit combien il règne encore d'inconnus, tant au point de vue purement scientifique qu'au point de vue pratique, liés d'ailleurs intimement l'un à l'autre.

---

(1) Mme CAYROL-BLUM. La mortalité infantile à Montpellier de 1892 à 1903. *Thèse de Montpellier*, 1903.

Mais, ces réserves faites, on peut tirer de l'étude des infections digestives des nourrissons des enseignements éminemment utiles. Ces infections sont parmi celles que le médecin peut souvent éviter et guérir, non pas en assistant comme un simple témoin à l'évolution de la maladie, mais en intervenant d'une façon active et efficace.

II

PRÉDISPOSITIONS DES NOURRISSONS AUX INFECTIONS DIGESTIVES. LEURS DÉFENSES CONTRE CES INFECTIONS

La fréquence et la gravité des infections digestives des nourrissons (1) résultent en partie des conditions physiologiques où ils se trouvent à la naissance et dans les mois qui suivent.

Le nourrisson est un organisme en voie de développement continuel et d'autant plus rapide qu'il est plus jeune : sa taille, qui est en moyenne de 0 m. 50 à la naissance, augmente de 0 m. 20 dans la première année, de 0 m. 10 dans la deuxième, de 0 m. 08 dans la troisième ; son poids, qui est au début de 3,000 grammes, s'accroît respectivement de 6,000 grammes, 2,500 grammes, 1,500 grammes dans le même laps de temps. Pour subvenir aux frais de cette croissance, il doit ingérer une grande quantité de lait, 500 à

(1) Le nourrisson est, à proprement parler, l'enfant allaité au sein ; par extension, on entend également sous ce nom le jeune enfant pendant la période où le lait doit rester son aliment exclusif ou principal, le sevrage y compris. Nous aurons donc en vue dans ce travail les infections gastro-intestinales qu'on observe chez les enfants dans les 24 ou 36 premiers mois de la vie.

600 grammes dans le premier mois, 900 à 1,000 grammes à partir du cinquième mois (1). Ce lait est, suivant le cas, du lait de femme (allaitement naturel), ou du lait de vache, de chèvre, d'ânesse, etc., (allaitement artificiel), ou de l'un et de l'autre (allaitement mixte).

Le lait est peu modifié dans la *bouche* du nourrisson. La salive, déjà abondante et douée d'un notable pouvoir saccharifiant à la fin du premier mois, n'intervient guère dans sa digestion. Cependant PFAUNDLER (2) a montré que, parmi les enfants élevés au biberon, la digestion gastrique était meilleure chez ceux qui devaient exécuter d'énergiques mouvements de succion, par suite de la conformation de l'appareil, que chez les autres (3).

L'importance de la *digestion gastrique* est discutée. L'estomac n'a qu'une faible capacité : 40 à 50 centim. cubes à la naissance, 60 à 70 centim. cubes à un mois, 150 à 200 centim. cubes à 5 mois, 350 centim. cubes à 2 ans. La grosse tubérosité

---

(1) Beaucoup plus proportionnellement que l'adulte, qui trouve une ration très suffisante dans 3 ou 4 litres de lait.

(2) PFAUNDLER. LXXIe réunion des médecins et naturalistes allemands. Munich, sept. 1899 (*Presse médicale*, 21 oct. 1899).

(3) Quant à l'absence de dents (celles-ci n'apparaissant que du 6e au 12e mois et la dentition n'étant complète que de 24 à 36 mois), elle interdit tout aliment solide jusqu'à un âge plus ou moins avancé.

et l'antre pylorique sont à peine marquées. Peu développée à la naissance, la tunique musculaire n'acquiert son parfait développement qu'à 10 mois. La muscularis mucosœ n'est nettement différenciée qu'à partir de 6 mois. A la naissance, tantôt les glandes gastriques sont bien développées, avec des cellules principales et des cellules de revètement nettement distinctes, tantôt elles sont courtes, peu serrées, avec des cellules à peine différenciées (MARFAN (1). Les cellules mucipares de la surface sont nombreuses. Les amas lymphoïdes sont petits et mal développés jusqu'à 6 mois (SOLTAU FENWICK (2).

Le chimisme gastrique, étudié par LÉO (1888), HEUBNER (1891), CLOPATT (3) (1892), THIERCELIN (4) (1894), MARCEL et HENRI LABBÉ (5) (1897), BORIE (6) (1899), A. MEYER (7) (1902), etc., présente

---

(1) MARFAN. *Traité de l'allaitement*. Paris, 1899.

(2) SOLTAU FENWICK. Disorders of digestion of infancy and chilhood. London, 1897.

(3) CLOPATT. Contrib. à l'ét. du chimisme stomacal chez les nourrissons. *Revue de médecine*, 10 avril 1892.

(4) THIERCELIN. De l'infection gastro-intestinale chez le nourrisson (pathogénie et traitement). *Thèse de Paris*, 1894.

(5) M. et H. LABBÉ. Du chimisme gastrique normal chez les nourrissons. Ses modifications dans le rachitisme et au cours des entérites. *Rev. mens. des mal. de l'enfance*, sept. 1897.

(6) M. BORIE. L'estomac du nourrisson (anatomie et physiologie). *Thèse de Toulouse*, 1899.

(7) A. MEYER. Rech. sur la sécrétion gastrique des enfants durant leurs premières années. *Bibliotek for Laeger*, juillet-octobre 1902. (*Sem. méd.*, 1903, p. 83).

les particularités suivantes : le chlore total, l'acide chlorhydrique combiné aux matières organiques, l'acidité totale augmentent rapidement avec l'âge, mais leur valeur reste inférieure à celle de l'adulte, et l'acide chlorhydrique libre n'apparaît qu'après l'évacuation du contenu gastrique ; les ferments du suc gastrique sont la présure ou ferment lab qui coagule la caséine en milieu neutre ou alcalin (HAMMARSTEN), et la pepsine. La durée de la digestion est de une heure et demie chez les enfants au sein, de deux heures chez les enfants au biberon.

Quand le lait arrive dans l'estomac, la caséine est coagulée par la présure. Le caillot du lait de femme est en flocons très fins et pauvre en graisse ; celui du lait de vache forme un bloc homogène, riche en graisse. Pour ARTHUS et PAGÈS, la coagulation consiste dans un dédoublement en albumine soluble directement absorbable par l'estomac et en caséogène, qui forme avec les sels de chaux un composé insoluble (caillot ou caséum). Pour DUCLAUX, il se produit seulement une modification dans le mode d'agrégation des molécules ; puis une partie du caillot, attaquée par la pepsine et les composés chlorés, se liquéfie et se transforme en peptones. Avant quinze jours on ne constate pas la réaction des peptones ; plus tard on n'en trouve que des traces ; après 15 mois, leur présence et constante. Le lactose subit en partie la fermentation lactique sous l'action du colibacille et du bacterium lactis aerogenes, ou bien est absorbé directement par l'estomac ; en tout cas, l'estomac du nourrisson sain ne contient pas d'acide lactique (ZOTOW). L'eau et les sels sont absorbés en grande partie dans l'estomac. Le beurre n'est pas modifié.

Le chyme lacté qui arrive dans le duodérum est donc composé de caséine coagulée, de syntonine, de propeptones, de peptones, de composés chlorés et ammoniacaux, d'acides gras, de leucine, de tyrosine, de CO_2, tous produits de la digestion de la caséine, d'une petite quantité de lactose, d'acide lactique, de sel, de graisse.

La *digestion intestinale* est beaucoup plus importante que la digestion gastrique. Le développement de l'intestin est d'ailleurs considérable. D'après MARFAN (1), sa longueur est à la naissance 6 fois plus grande que la taille du sujet, de 3 mois à 3 ans 7 fois plus grande, tandis que chez l'adulte elle est seulement 5 fois et demie plus grande. La tunique musculaire, les glandes de Brünner sont peu développées, à l'encontre de l'appareil lymphoïde, des vaisseaux, des villosités et des nerfs, ceux-ci imparfaitement myélinisées. Il est donc plus propre à l'absorption qu'à la sécrétion. Aussi, quoique les glandes de Liberkuhn secrètent de la lactase, ferment qui dédouble le lactose (PORTIER), un ferment inversif,

---

(1) MARFAN. Le gros ventre des nourrissons dyspeptiques et l'augmentation de longueur de l'intestin. *Rev. mens. des mal. de l'enfance*, février 1894.

qui dédouble le saccharose et le rend absorbable (MIURA), de l'amylase, (MORO), c'est surtout le suc pancréatique qui intervient dans la digestion intestinale.

Le *pancréas* est très développé chez le nouveau-né, puisque son poids atteint 32 grammes, c'est-à-dire 1/100 du poids du corps, tandis qu'il n'est que de 80 grammes à 100 grammes, c'est-à-dire 1/600, chez l'adulte. La trypsine, qui transforme les matières albuminoïdes en peptones, apparait dans le pancréas de l'embryon humain à partir du cinquième mois (LANGENDORFF); elle existe donc dès la naissance, quoique en petite quantité dans les premières semaines, de même d'ailleurs que la stéapsine. Il n'en est pas de même pour l'amylase au sujet de laquelle on discute ; tandis que, pour les uns, l'extrait pancréatique n'en contient pas à la naissance (ZWEIFEL), mais seulement à partir du deuxième ou troisième mois (KOROWIN), pour les autres, il en renferme constamment des traces chez le nouveau-né (MORO) (1) ; en tout cas, après un an, le pancréas à poids égal a le même

---

(1) D'ailleurs le ferment existe dans le premier méconium (H. POTTEVIN), et dans les matières fécales du nourrisson (WEGSCHEIDER, VON JACKS, MORO.)

H. POTTEVIN. Sur la présence des diastases digestives dans le méconium. *C. R. Société de biologie.* LVI, p. 589; 16 juin 1900.

E. MORO. Untersuchungen über diastatisches Enzyms in den Stühlen von Saüglingen und der Muttermilch. *Iahrbuch für Kinderheilkunde.* 1898, XLVII , p. 342.

pouvoir digestif pour les féculents que le pancréas d'adulte (LANGENDORFF).

En même temps que le suc pancréatique, la *bile* est déversée dans l'intestin. Chez le nouveau-né et le nourrisson elle semble excrétée en plus grande quantité que chez l'adulte : elle est pauvre en cholestérine, en lécithine, en graisse, en sels minéraux ; elle ne contient que peu de taurocholate de soude et très peu de glychocholate ; elle est riche en biliverdine et en bilirubine.

Arrivé dans l'intestin, le chyme gastrique subit d'importantes tranformations. La caséine coagulée est liquéfiée et transformée en peptones assimilables ; l'action est plus rapide avec le lait de femme qu'avec le lait de vache. Le lactose est absorbé en nature ou dédoublé en glucose et galactose par certains microbes (DASTRE) ou par la lactase (PORTIER). La graisse est émulsionnée par la stéapsine et absorbée par les lymphatiques ; une petite partie est dédoublée en acides gras et en glycérine et saponifiée.

L'absorption est rapide et commence dans les parties supérieures de l'intestin grêle, d'où le peu de putréfactions intestinales. Celles-ci sont plus importantes avec le lait de vache, qui laisse un résidu plus considérable, qu'avec le lait de femme.

Les caractères des *féces* varient d'ailleurs suivant le mode d'alimentation. Le nourrisson émet chaque jour une à trois selles. Quand il est au sein, les selles sont bien homogènes, demi-molles, jaune d'or, faiblement acides, sans odeur féca-

loïde : quand il est nourri artificiellement, elles
sont plus denses, plus blanchâtres, plus odo-
rantes, de réaction neutre ou alcaline. Chez le
premier, on trouve de la bilirubine, quelquefois
en excès, d'où la coloration verte que prennent
souvent les matières en s'oxydant à l'air, 80 à
85 0/0 d'eau, à peine quelques traces de peptones,
peu ou pas de leucine, de tyrosine, (résidus habituels de la digestion pancréatique), des traces
de sucre, des acides lactique, butyrique, valérique, de la graisse (9 à 30 0/0 du résidu sec),
des sels minéraux (10 0/0 du résidu sec) ; il n'y a pas
de produits de la putréfaction des albuminoïdes
(indol, phénol, scatol). Chez le second, les selles
sont plus riches en matières albuminoïdes, en
graisse, en sels ; il y a souvent de l'indol. Somme
toute, avec le lait de femme il y a absorption de
94 à 99 0/0 de la caséine ingérée, de 59 0/0 des sels
de chaux, de 92 0/0 de l'acide phosphorique ;
avec le lait de vache, seulement de 70 à 93 0/0 de
la caséine.

Telles sont donc les conditions de la digestion
normale du nourrisson : alimentation abondante ; nécessité d'un aliment facilement transformé par les sécrétions digestives. On conçoit
avec quelle facilité naîtront des troubles gastro-
intestinaux, s'il y a suralimentation ou alimentation défectueuse, ou si, sous des influences diverses,
l'activité fonctionnelle des organes digestifs est
amoindrie. Ces troubles se retrouveront à l'origine des infections endogènes et souvent facilite-

ront les infections exogènes. Contre les unes et les autres le nourrisson devra se défendre. Or ses moyens de défense sont moindres que chez l'adulte.

Sans doute le lait est un aliment qui ne favorise pas le développement des germes (GILBERT et DOMINICI); mais il faut pour cela qu'il soit bien digéré, et le lait de femme est le seul qui réponde d'une façon satisfaisante à ce desideratum. D'autre part, l'absence d'acide chlorhydrique libre pendant la digestion diminue l'action antiseptique déjà bien minime du suc gastrique ; la moindre quantité de mucus intestinal, agent de protection mécanique et chimique, la faiblesse de la musculeuse, qui protège en expulsant un contenu nuisible (CHARRIN et DELAMARE) (1), la structure de la muqueuse particulièrement bien favorisée pour l'absorption, sont autant de facteurs qui favorisent la résorption des produits toxiques. De plus, comme l'aliment fait le ferment, « sous l'influence du régime lacté qui n'introduit que certains aliments aisés du reste à métamorphoser, si tels ou tels de ces ferments, de ces diastases s'exaltent, en revanche plusieurs de ces agents, véritables obstacles à l'évolution des virus, demeurent rudimentaires...» (CHARRIN) (2).

(1) CHARRIN ET DELAMARE. Les défenses de l'organisme chez le nouveau-né. *C. R. de l'Acad. des sciences,* CXXXVI, p. 829, 3o mars 1903.

(2) CHARRIN. Le rôle des substances solubles dans la transmission des tares pathologiques des ascendants. *Semaine médicale,* 17 décembre 1902.

Ajoutons que la plus légère inflammation de l'estomac ou de l'intestin, généralement d'origine alimentaire, atténue l'activité du suc pancréatique vis-à-vis des produits microbiens (ZAREMBA.)

Ces prédispositions communes à tous les nourrissons sont encore plus marquées pour certains d'entre eux, nés prématurément ou porteurs de tares héréditaires. On peut noter chez eux en effet que l'estomac est mal développé et contient des glandes courtes, à cellules indifférentes (MARFAN et Mlle KALOPOTHAKÈS) (1), que les fonctions intestinales sont imparfaites, (CHARRIN, GUILLEMONAT et LEVADITI) (2).

Les expériences de CHARRIN et DELAMARE, qui notent des lésions hépatiques ou rénales chez des rejetons dont la mère pendant la gestation a eu le foie ou le rein lésé, permettent de supposer que les enfants nés de mères atteintes de maladies gastro-intestinales ont de ce fait leur estomac et leur instestin sinon lésés tout au moins en état de moindre résistance.

Il est vrai que, chez le nourrisson, le foie paraît doué d'une activité au moins égale sinon supérieure à celle du foie de l'adulte. Nous avons montré en effet que le nourrisson peut absorber proportionnellement à son poids de plus fortes

---

(1) Mlle KALOPOTHAKÈS. *Thèse de Paris*, 1894.

(2) CHARRIN, GUILLEMONAT, LEVADITI. Mécanisme des insuffisances de développement des enfants issus de mères malades. *C. R. de la Société de biologie*, 6 janvier 1900.

doses de glucose que l'adulte sans qu'il en résulte de glycosurie (1). PETRONE (2) a constaté que le foie des jeunes animaux a une action protectrice plus intense que celui de l'adulte vis-à-vis de la morphine et de la strychnine. Mais on sait à quel point les fonctions hépatiques sont dissociées, et combien il est imprudent de généraliser et de conclure de l'une à l'autre.

Il faut tenir compte d'ailleurs du mode de réaction des ganglions, de la moelle osseuse, de la rate, des réactions leucocytaires, de l'alcalinité et du pouvoir bactéricide des humeurs, etc. Il y a là toute une série de processus qui interviennent dans la défense de l'organisme, qui ne sont pas spéciaux aux infections digestives et dont l'étude nous entraînerait trop loin.

Qu'il nous suffise d'avoir montré que le mode d'alimentation du nourrisson, la structure et l'activité fonctionnelle de ses organes digestifs le prédisposent aux infections gastro-intestinales, dès que les conditions normales sont tant soit peu modifiées, et le rendent peu apte à leur résister.

---

(1) P. NOBÉCOURT. De l'élimination par les urines de quelques sucres introduits par la voie digestive ou sous-cutanée chez les enfants. *Rev. mens. des mal. de l'enfance*, avril 1900.

(2) PETRONE. Rech. expérim. sur le rôle protecteur du foie contre quelques alcaloïdes chez les animaux jeunes et adultes. *XIII congrès intern de médecine*, Paris 1900. *Section de méd. de l'enfance.* p. 235.

III

LES MICROBES DE L'INTESTIN NORMAL : LEUR ROLE DANS LA DIGESTION

Dans le milieu gastro-intestinal végètent à l'état normal un grand nombre de microbes (1). Si certains d'entre eux jouent peut-être un rôle utile, ils n'en constituent pas moins pour la plupart un danger permanent, et contre eux l'organisme est en lutté constante. Sous des influences que nous aurons à préciser, ces germes saprophytes ont une action pathogène : l'infection, qui était pour ainsi dire *latente* tant que l'équilibre persistait entre les actions microbiennes et les défenses organiques, se réalise, dés que cet équilibre est rompu, créant la maladie. Avant d'étudier la flore digestive au cours des infections gastro-intestinales, il importe donc de passer en revue la flore normale.

La flore de l'estomac est fort riche, VAN PUTEREN (1) à compté en moyenne 241.000 bactéries

---

(1) D'après STRASSBURGER (Untersuchungen über die Bakterienmenge in menschlichen Fäces. *Zeitsch. f. Klin. Medicin.* 1902, p. 413-444) chez le nourrisson le rapport du poids des bactéries sèches au poids des matières fécales sèches est de 1/3.

(1) VAN PUTEREN. *Thèse de Saint-Pétersbourg*, 1888.

chez les enfants nourris au sein ; chez les enfants alimentés avec du lait de vache il en existe 20 fois plus. Des espèces isolées, les unes ne liquéfient pas la gélatine (*Monilia candida, Bacterium lactis aerogenes, Oïdium lactis, Cocci*), les autres la liquéfient (*Cocci, Staphylococcus aureus, Bacillus subtilis, Bacillus butyricus,* etc.). Nous reviendrons sur les plus importantes d'entre elles en étudiant la flore intestinale.

Les microbes de l'intestin normal ont donné lieu à d'importants travaux de la part d'UFFELMANN (1881), ESCHERICH (1885-1886), BAGINSKY (1888). W. SCHILD (1) (1894). SZEGŒ (2) (1897), H. TISSIER (3) (1900). etc.

Les espèces microbiennes trouvées sont très nombreuses. ESCHERICH, soit dans le méconium soit dans les selles de lait, en isole quatorze : W. SCHILD, dans le méconium, avant toute alimentation, dans un temps qui varie entre quatre et vingt quatre heures après la naissance, sept : SZEGŒ, dans le méconium, dix, et, dans les selles des nourrissons au sein agés de dix jours à dix mois, douze.

Nous n'énumèrerons pas toutes ces espèces

---

(1) W. SCHILD. Das Auftreten von Bakterien im Darminhalte Neugeborenen vor der ersten Nahrungsaufnahme. *Zeitsh. f. Hyg. und. Infectionskr.*, 1897, XIX. p. 113.

(2) SZEGOE. Die Darmbakterien der Sauglinge und Kinder. *Arch. f. Kinderheilk.*, 1897. XXII, 1 et 2.

(3). H. TISSIER Rech. sur la flore intestinale et pathologique du nourrisson. *Thèse de Paris*, 1900.

qui ne se rencontrent pas d'ailleurs avec la même fréquence et ne sont pas toutes suffisamment caractérisées. Parmi elles, les unes sont rares ou *facultatives*, les autres constantes ou *obligatoires* (ESCHERICH). Ce sont principalement de ces dernières dont nous allons donner une description aussi brève que possible.

Colibacilles

La première place appartient au *Bacterium coli commune* découvert par ESCHERICH en 1884 dans le méconium d'un enfant nouveau-né : on l'appelle encore *bacille d'Escherich* ou *colibacille* (CHANTEMESSE et WIDAL). Il se présente dans les examens de matières fécales ou dans les cultures sous forme d'un bacille court ou d'un coccobacille, long de 1 à 2 μ, mais pouvant atteindre 2 à 3 μ et même davantage, qui se colore bien par les couleurs basiques d'aniline et se décolore par la méthode de GRAM. Il est mobile, grâce à la présence de cils peu nombreux (au plus huit) groupés à ses extrémités. Il est anaérobie facultatif. Il pousse bien sur les milieux usuels en bactériologie, Il ne liquéfie pas la gélatine. Il coagule le lait en attaquant le lactose et déterminant la formation d'acide lactique (1) En plus du

---

(1) PÉRÉ. Colibacille du nourrisson et colibacille de l'adulte (*Soc. de biol.*, 4 mai 1896), a montré que le colibacille du nourrisson déterminait la formation d'acide lactique *dextrogyre*, tandis que, avec le colibacille de l'adulte, l'acide lactique est *lévogyre*.

lactose, il fait fermenter le glucose et le lévulose. En milieu peptoné il donne la réaction de l'indol.

A côté de cette forme commune du colibacille existent diverses variétés, que l'on désigne sous le nom de *paracolibacilles* (GILBERT) (1) ou *bacilles coliformes*. Gilbert, d'après certains aspects des cultures, la mobilité ou l'immobilité, les variations dans l'action sur les sucres et la production de l'indol, en a distingué cinq types : le plus intéressant de tous est le paracolibacille du premier type, qui correspond au *bacillus lacticus* (PASTEUR, 1857) ou *bacillus lactis aerogenes* (ESCHERICH), sur lequel nous reviendrons, car l'identification de ces germes est très discutée.

Enfin, ESCHERICH, en examinant des selles d'enfants allaités au sein, colorées par la méthode de Gram et traitées ensuite par la fuchsine, avait vu que la plupart des bacilles résistaient à la décoloration, contrairement à ce qui se passe habituellement avec le colibacille : cependant, les cultures ne donnaient que du colibacille, présentant les réactions colorantes ordinaires. Il avait admis l'existence d'un *colibacille bleu* à côté du *colibacille rouge* ; comme la réaction colorante n'existait plus dans les milieux de culture, il l'attribuait a des propriétés spéciales du colibacille acquises passagèrement dans l'intestin. SCHMIDT (1892)

---

(1) GILBERT. De la colibacillose. *Semaine médicale*, 1895, p. 1.

essaya de démontrer que le bacille bleu doit sa propriété de coloration à la teneur du milieu en graisse. Mais les recherches de JAKOBSTHAL (1897), LEHMANN et NEUMANN (1897), TOBIESEN, ne confirmèrent pas ses expériences. Ultérieurement d'ailleurs, MORO (1) d'une part, H. TISSIER (2) de l'autre, ont prouvé qu'il ne s'agissait pas de colibacilles, mais d'un autre germe qui, pour le premier, serait le *Bacillus acidophilus*, et, pour le second, le *Bacillus bifidus communis*.

On admet généralement que les colibacilles isolés des selles des nourrissons normaux ne sont pas virulents à la dose de 1 centim. cube de culture en bouillon de 48 heures, inoculée sous la peau ou dans la veine de l'oreille d'un lapin ou sous la peau du cobaye (LESAGE et MACAIGNE (3). Mais cette règle est loin d'être absolue : MACAIGNE a trouvé 2 fois sur 13 des colibacilles virulents et nous-mêmes 4 fois sur 8 (4).

Ajoutons que le colibacille isolé des selles des

---

(1) E. MORO. Ueber den Bacillus acidophilus, n. spec.. Ein Beitrag zur Kenntnis der normalen Darmbacterien des Sauglings. *Iahrbuch für Kinderheilkunde*, LII, p. 38-55 ; 1900.

(2) TISSIER. La réaction chromophyle d'Escherich et le bacterium coli. *C. R. de la Société de biologie*, 2 décembre 1899.

(3) MACAIGNE. Le bacterium coli commune. Son rôle dans la pathologie. *Thèse de Paris*, 1892.

(4) NOBÉCOURT. Recherches sur la pathogénie des infections gastro-intestinales des jeunes enfants. *Thèse de Paris*, 1899.

nourrissons normaux n'est pas agglutiné par le sérum de ces nourrissons, comme l'a vu Pfaundler (1), et comme nous l'avons constaté nous-même de nombreuses fois, en mélangeant, suivant le procédé de Widal, 1 goutte de sérum à 9 gouttes de culture en bouillon récente.

Bacillus lactis aerogenes

Etudié par Escherich, en 1886, ce germe est aussi fréquent que le colibacille ; mais à l'inverse de ce dernier, il prédomine dans les parties supérieures de l'intestin et diminue dans les portions inférieures. Il présente la plupart des caractères des colibacilles ; mais s'en différencie par l'immobilité, la culture plus épaisse, plus humide, plus visqueuse sur gélose, la non production d'indol. Il a d'ailleurs été identifié au colibacille par Macaigne, Lesage et Thiercelin, etc., et Gilbert en a fait le premier type de ses paracolibacilles. Cependant, d'après Grimbert et Legros (2) il présente surtout des analogies avec le pneumobacille de Friedländer, principalement par son mode d'action sur les hydrates de carbone.

Comme il donne aux dépens du lactose plus

---

(3) Pfaundler. Zur Serodiagnostik im Kindesalter. *Iahrb. f. Kinderheilk.*, L, p. 295-320, 1899.

(2) Grimbert et Legros. Identité du bacille lactique aerogène et du pneumobacille de Friedlander. *Soc. de biologie*, 19 mai 1900.

d'acide acétique que d'acide lactique, BAGINSKY l'appelle *Bacterium aceti*,

Quant à l'identification avec le *Bacillus lacticus* de Pasteur, faite par DENYS et MARTIN, WURTZ et LEUDET, elle ne peut être admise, car le bacille lactique reste coloré par le Gram et a des actions chimiques différentes. Le bacille lactique, ferment lactique vrai, transforme intégralement le sucre en acide lactique, tandis que les colibacilles ne laissent qu'une très faible quantité d'acide lactique, car ils brûlent la plus grande partie de cet acide produit (POTTEVIN) (1).

Bacillus bifidus communis (H. TISSIER 1899)

Nous avons déjà parlé de ce bacille à propos des colibacilles bleus.

Rare dans les selles des enfants au biberon, il se trouve en abondance dans les selles des enfants nourris au sein ; il se présente sous forme de bâtonnets assez minces, à extrémités effilées, d'une longueur moyenne de 4 μ, généralement groupés en diplobacilles, et disposés parallèlement en amas. Dans les cultures, sa forme varie suivant leur plus ou moins d'ancienneté ; on peut ainsi trouver des formes bifurquées et des formes en massue. Il reste coloré par la méthode de Gram, mais imparfaitement. Il est immobile. Strictement anaé-

---

(1) POTTEVIN *in* LESAGE. Traité des mal de l'enfance, *Grancher-Comby*, II, p. 549.

robie, il ne se développe bien que sur les milieux sucrés ; il ne coagule pas le lait. Il n'est virulent ni pour le cobaye ni pour la souris. Par sa forme, il se rapproche des Streptothrix ; cependant, d'après Tissier, on doit le ranger parmi les bacilles.

Bacillus Acidophilus (E. Moro, 1900)

Cette espèce, isolée par Moro, a été étudiée également par H. Tissier, Finkelstein (1), Medovnikow (2). E. Moro l'a obtenue en ensemençant sur bouillon de levure acide des selles contenant des *colibacilles bleus*, et lui assimile ces derniers ; par contre H. Tissier, comme nous l'avons vu, les rattache au *Bacillus bifidus communis*, se fondant sur ce fait qu'il n'a jamais trouvé le B. acidophilus dans les selles des enfants nourris exclusivement au sein et bien portants, mais seulement dans les selles d'enfants prenant du lait stérilisé ou du lait ordinaire, opinion qui paraît trop absolue d'après les recherches de Moro et de Medovnikow. Le *B. acidophilus*, d'après Moro, est long de 1 μ 5 à 2 μ, droit, aminci à ses extré-

---

(1) Finkelstein. Ueber Saeureliebende Bacillen in Saeuglingstuhlen. *Deutsche med. Wochensch.*, 19 avril 1900, p. 263.

(2) Medovnikow. Contrib. à la flore bactérienne du tractus intestinal chez les nourrissons sains. *Thèse de St-Pétersbourg*, 1902, (Anal. in *Journal de Physiol. et Pathol. gén.*, 1903, p. 190).

mités ; dans les préparations faites avec les fèces, les bâtonnets se disposent parallèlement ou en petits amas : pour TISSIER au contraire ce serait un gros bacille trapu, à extrémités arrondies, long de 4 à 12 μ. Il se colore par le Gram ; mais en bouillon de levure acide ou sur les milieux acides, il perd cette propriété au bout de 2 à 9 jours ; en même temps il devient plus long, plus étroit et forme des filaments ramifiés, ce qui le rapproche des Streptothrix. Dans les milieux aérés il prend une forme coccobacillaire rappelant le colibacille (TISSIER). Il coagule le lait et produit des acides en milieux sucrés. D'après MORO, il préfère les milieux acides aux milieux alcalins : aussi est-il plus abondant dans les parties inférieures de l'intestin que dans les parties supérieures. D'après H. TISSIER, il pousse mieux sur les milieux sucrés que sur les milieux acides. Il est anaérobie facultatif, tenant plutôt le milieu entre les anaérobies facultatifs et les anaérobies stricts (TISSIER). Il n'est pas pathogène pour les animaux. En somme, l'étude de cette espèce a besoin d'être complétée, surtout au point de vue de sa différenciation avec le *B. bifidus communis* : MORO semble avoir quelquefois confondu l'un et l'autre.

Bacillus Exilis (H. TISSIER, 1900)

Ce bacille est fréquent dans les selles des enfants soumis à l'alimentation mixte, au lait stérilisé et au lait ordinaire. C'est un bâtonnet grêle, isolé ou disposé en chaînes de 4 ou 5 éléments très courts, immobile, prenant le Gram. Sa vitalité est courte; il coagule lentement le lait ; il pousse bien sur les milieux sucrés et ne pousse pas en milieux acides; il est anaérobie facultatif.

Bactéries protéolytiques (Flugge)

Ce sont le *Bacillus subtilis*, le *Bacillus mesentericus vulgatus*, le *Tyrothrix tenuis*, microbes plus ou moins voisins, qui ont comme propriété commune de coaguler la caséine sans acidifier le lait, à la façon de la présure, et de dissoudre le coagulum en le peptonisant à l'aide d'un ferment analogue à la trypsine pancréatique (Duclaux). Ces germes peuvent exister, mais rarement, dans les selles des enfants nourris au sein : on les trouve au contraire dans la plupart des cas dans les fèces des enfants soumis à l'alimentation artificielle. (Spiegelberg (1). Ils sont généralement dépourvus de virulence.

D'autres bacilles, le Proteus, le Bacillus pyocyaneus sont exceptionnels dans les selles normales : aussi les étudierons-nous seulement dans les états pathologiques.

On a encore rencontré soit dans le méconium,

---

(1) Spiegelberg. Ueber das Auftreten von proteolytischen Bacterien in Sæuglingsstühlen und ihre Bedeutung in der Pathologie der Darmerkrankungen. *Iahrb. f. Kinderheilk.*, 1899, XLIX, 2 et 3.

soit dans les selles de lait, des BACILLES FLUORES-
CENTS liquéfiant ou non la gélatine (W. SCHILD), le
BACILLUS PYOGENES FŒTIDUS LIQUEFACIENS (SZEGŒ).

Steptocoques

Le streptocoque apparaît dans l'intestin dès
les premières heures qui suivent la naissance.
UFFELMANN le premier (1881) décrit dans les
selles du nourrisson normal de rares cocci isolés
ou placés bout à bout au nombre de deux ou
quatre. Puis ESCHERICH (1886) voit sur les préparations de méconium ou de matières fécales,
constamment dans l'un, d'une façon facultative
dans les autres, des microcoques groupés en
diplocoques, en tétracoques, en chaînettes de
5 à 20 cocci ; par les cultures, il isole du méconium
un *Streptococcus coli gracilis* et des fèces un
Streptococcus coli brevis, qui tous deux coagulent
le lait en l'acidifiant et liquéfient la gélatine ; à
côté d'eux, il isole encore le *Micrococcus ovalis*,
qui coagule et acidifie le lait, mais ne liquéfie pas
la gélatine. Plus tard enfin ESCHERICH (1) trouve
encore dans le méconium et dans les selles de lait
le *Streptococcus enteritis*, (chez un enfant âgé de
quatre jours, il y existait en grande quantité) et
THIERCELIN (2) l'*entérocoque*.

---

(1) ESCHERICH. Ueber Steptokokkenenteritis im Sæu-
glingsalter. *Jahrb. f. Kinderheilk.*, XLIX, 1899.

(2) THIERCELIN. Sur un diplocoque saprophyte de
l'intestin susceptible de devenir pathogène. *C. R. Soc.
de biologie*, 15 avril 1899.

Sans tenir compte de ces dénominations diverses, sur la valeur desquelles nous reviendrons plus tard, le fait qui se dégage des recherches de la plupart des auteurs, c'est la fréquence du streptocoque dans l'intestin du nourrisson normal, qu'il soit allaité au sein ou artificiellement. Szegœ l'a isolé des selles de 40 nourrissons allaités au sein, âgés de 10 jours à 10 mois, sur 54 qu'il a examinés. Nous-même (1) avons noté sa présence 8 fois sur 11, chez des enfants nourris au sein ou au lait stérilisé, dont certains étaient âgés de moins de dix jours. Pigeaud (2) enfin l'a constaté dans les selles d'un enfant de la ville âgé de 5 mois et chez 5 enfants entrés à l'hôpital pour des affections chirurgicales.

Les staphylocoques sont rares dans les selles des nourrissons bien portants. Nous n'en avons jamais trouvés dans de nombreux examens. H. Tissier n'a observé que deux fois le *St. albus*, chez un nourrisson au sein de 3 jours (il était légèrement virulent pour la souris), et chez un enfant de six jours au lait stérilisé. — Szegœ a isolé les Micrococcus liquefaciens flavus et cœruleus albus.

---

(1) Nobécourt, *Thèse citée*, p. 57 et Etude sur les steptocoques de l'intestin des jeunes enfants à l'état normal et à l'état pathologique. *Journal de Physiol et de Pathol. générales*, novembre 1899.

(2) Pigeaud. Ueber Bakterienbefunde (bei Steptokokken) in den Dejektionen magendarmerkranker Sæuglinge. *Iahrb. f. Kinderheilk.*, LII p. 427-448; 10 octobre 1900.

Les Sarcines (*Sarcina lutea, alba, candida* etc.) ont été assez fréquemment constatées : W. Schild a trouvé la *Sarcina lutea* dans le méconium ; Szegœ les *Sarcina lutea* et *alba* 14 fois sur 54 dans les selles de lait ; H. Tissier les a isolées dans le méconium, mais rarement dans les selles de lait.

On peut encore trouver des *levures* à titre plus ou moins exceptionnel.

Enfin Mlle Tsiklinsky (1) a constaté dans l'intestin du nourrisson des *espèces thermophiles* facultatives ou obligatoires qui ne sont d'ailleurs que des variétés de microbes ordinaires non thermophiles.

Telles sont les principales espèces microbiennes que l'on peut trouver dans l'intestin des nourrissons normaux. Elles y apparaissent dans un laps de temps qui varie entre 4 et 20 heures après la naissance, et se retrouvent dans le *méconium* avant toute alimentation ; aussi Escherich admet-il qu'elles pénètrent dans l'intestin à la fois par la bouche et par l'anus. Leur nombre peut être assez considérable. W. Schild en a pu isoler sept : *Microcoque porcelainé, Bacillus subtilis, colibacille, Proteus*, et trois *Bacilles fluorescents*, liquéfiants ou non liquéfiants. Szegœ trouve comme espèces constantes les deux variétés de *Bacte-*

---

(1) Mlle Tsiklinsky. Sur la flore microbienne thermophile du canal intestinal de l'homme. *Ann. de l'Institut Pasteur*, XVII, p. 217. 1903.

rium coli qu'il décrit, et comme espèces rares, inconstantes et tardives. *Bacillus pyogenes fœtidus liquefaciens, Bacillus subtilis, Sarcina lutea, Staphylococcus albus, Streptococcus pyogenes, Micrococcus liquefaciens flavus, Micrococcus cœruleus albus, Torula.*

Quand l'alimentation est commencée, la flore se complique encore. Dans les *selles de lait*, ESCHERICH, à côté des *bactéries obligatoires*, le *Bacterium lactis aerogenes* et le *Bacterium coli commune*, trouve au moins 12 espèces de bactéries facultatives. Plus tard SZEGŒ, examinant les selles de 54 nourrissons, trouve constamment du colibacille (42 fois il y avait les deux espèces qu'il décrit), et en outre les bactéries suivantes : Streptocoque (40 fois), B. pyogenes fœtidus (31 fois), B. lactis aerogenes (22 fois), Micrococcus liquefaciens albus (15 fois), B. subtilis (14 fois), Micrococcus ceruleus albus ou flavus (21 fois), Sarcina lutea ou alba (14 fois), B. pyocyanique (1 fois).

Jusqu'à ces dernières années, on n'avait pas constaté de différences essentielles dans la flore intestinale des nourrissons au sein et des enfants allaités artificiellement. Sans doute, celle des premiers était plus simple, par rapport à celle des seconds, et il n'était pas rare de trouver uniquement les deux espèces de bactéries obligatoires d'ESCHERICH, le colibacille et le bacterium lactis aerogenes : mais ces deux mêmes espèces prédominaient également chez les seconds. On ne connaissait pas de germes que l'on rencontrât exclusivement dans une de ces catégories d'enfants et qui manquât toujours dans l'autre.

Les recherches d'H. TISSIER ont. dans une certaine mesure, modifié cette conception. Il a montré en effet que, dans les selles de l'enfant au sein, le *Bacillus bifidus communis* prédomine d'une façon notable, les autres germes (colibacilles, B. lactis aerogenes, streptocoques) étant en petite quantité. Dans les selles de l'enfant nourri au lait stérilisé ou au lait ordinaire, au contraire, le *B. bifidus communis* est peu abondant, et la flore est très variée : colibacilles, streptocoques, B. exilis, B. lactis aerogenes, staphylocoques, etc. La distinction est donc essentielle.

Cependant, si le *B. bifidus communis* prédomine dans les selles de l'enfant nourri au sein, la présence des autres germes n'en est pas moins importante à mettre en relief. Elle nous permet de concevoir qu'à côté des cas où la flore est caractéristique, il en est d'autres où elle est moins différenciée, et qu'il ne suffit pas de constater une modification de cette flore pour affirmer qu'on est en présence d'un état intestinal pathologique. De fait, on la voit se modifier sous des influences minimes, à la suite de l'administration de faibles doses de calomel ou d'un lavage de l'intestin à l'eau bouillie (H. TISSIER). Il est donc possible que des influences diverses. même légères, puissent agir dans le même sens : telles la chaleur, le froid. le travail de la dentition, les modifications du régime alimentaire de la nourrice, etc. Il nous semble donc prudent, avant d'admettre une conclusion ferme, d'attendre de nouvelles recherches portant non seulement sur de tout jeunes nourrissons mais aussi sur des nourrissons plus âgés, qui ont pu être déjà soumis à ces influences.

La flore intestinale que nous venons de décrire est celle que l'on constate au niveau du rectum ou dans les fèces. Elle varie notablement dans les différentes parties de l'intestin. On ne possède d'ailleurs sur ce sujet que des notions tout à fait incomplètes, car à l'autopsie, en dehors des morts accidentelles, il ne s'agit évidemment pas d'enfants normaux. Après avoir formulé des réserves sur ce point, ESCHERICH a établi les faits suivants : dans le duodénum et dans la partie supérieure du jéjunum il n'y a que de rares formes bacillaires ; puis le nombre de bactéries augmente jusque dans le gros intestin ; le Bacterium lactis aerogenes prédomine dans les parties supérieures et devient rare dans les parties inférieures ; le Bacterium coli suit une progression inverse ; les bactéries facultatives prédominent dans le rectum.

Tels sont les microbes de l'intestin normal. Voyons maintenant quelle est leur action.

Tout d'abord ils agissent sur le contenu de l'intestin, qui constitue pour eux un véritable milieu de culture. Ils lui empruntent les matériaux nécessaires à leur végétation, et font subir aux substances plus ou moins complexes qui le composent une série de mutations qui les transforment en corps de plus en plus simples. Ils peuvent agir ainsi sur la caséine, sur les peptones, sur le lactose.

Sur la caséine, qui n'existe d'ailleurs qu'en petite quantité et d'une façon inconstante dans les parties terminales de l'intestin, agissent les bactéries protéolytiques, suivant le mécanisme que nous avons décrit.

Sur les peptones, qui sont un des aliments nécessaires à leur développement, agissent la plupart des germes. Parmi eux nous devons citer le colibacille, le B. lactis aerogenes, les streptocoques, le Bacillus bifidus communis, qui sont les plus constants. L'action du B. bifidus et des streptocoques sur les peptones est mal connue; celle du colibacille l'est beaucoup mieux et on sait qu'il forme de l'indol, parfois du phénol, de l'hydrogène sulfuré, de l'ammoniaque et des produits de putréfaction; le B. lactis aerogenes, ne produit pas d'indol.

Sur le lactose, agissent le colibacille, qui le fait fermenter en donnant de l'alcool éthylique, de l'acide lactique, de l'hydrogène, de l'acide carbonique; le B. lactis aerogenes, qui produit surtout de l'acide acétique (BAGINSKY) et aussi une petite quantité d'acide lactique, d'acide formique, d'acide succinique, d'acide butyrique, d'acide valérique; le streptocoque, qui forme de l'acide lactique et des acides acétique, formique et valérianique. Le bacillus bifidus est sans action.

Avec le lait de femme, qui est bien digéré et laisse peu de résidus, les microbes trouvent dans l'intestin un milieu de culture beaucoup moins nutritif qu'avec le lait de vache, qui est moins bien digéré et laisse des résidus plus considérables. De fait, dans les selles des nourrisons au sein bien portants on ne décèle ni indol, ni hydrogène sulfuré, ni odeur de putréfaction, tandis qu'on constate assez souvent ces corps et cette odeur quand l'enfant est soumis à l'allaitement artificiel.

Les produits qui résultent de l'action des microbes sur les matières alimentaires ne sont que peu ou pas toxiques, tout au moins certains d'entre eux, l'indol, l'acide lactique, etc. Même les produits qui proviennent des peptones sont moins toxiques que les peptones elles-mêmes. Peut-être donc les microbes ont-ils, dans une certaine mesure, une action atténuatrice de la toxicité du contenu intestinal, hypothèse qui mériterait d'être le point de départ de recherches spéciales, car nous sommes loin de connaître tous les produits formés dans l'intestin sous leur influence.

Comme d'autre part, dans la majeure partie des cas, les microbes saprophites de l'intestin du nourrisson ne fabriquent pas de toxines ou en fabriquent en quantités peu appréciables, on peut se demander si, d'une façon générale, on n'a pas exagéré leur nocivité à l'état normal et s'il ne conviendrait pas, quand on apprécie la toxicité du contenu du tube digestif du nourrisson, de faire davantage le départ de ce qui appartient aux microbes et de ce qui revient à l'aliment lui-même ou à ses résidus. D'ailleurs la toxicité globale des matières fécales des nourrissons nor-maux est peu considérable et très variable sui-vant les sujets. (HAUSHALTER et SPILLMANN (1).

Du reste les microbes ne sont pas en cultures pures dans l'intestin. Ils végètent côte à côte en plus ou moins grand nombre, et peuvent réagir par conséquent les uns sur les autres. Nous ver-rons plus loin le rôle pathogène des associations microbiennes. Nous dirons seulement ici deux mots de l'action inverse, de la concurrence micro-bienne. BIENSTOCK (2) en donne un exemple intéressant en montrant que l'association au Bacillus putrificus du colibacille ou du B. lactis aerogenes l'empêche de produire la putréfaction du lait. H. TISSIER a montré également que le Bacillus bifidus communis a une action empêchante sur le colibacille et sur le streptocoque, etc. Ainsi s'expliquent les effets favorables obtenus quel-quefois par un traitement bactériothérapique.

---

(1) HAUSHALTER et SPILLMANN. Effets expérimentaux des inoculations des extraits de matières fécales des nourrissons à l'état normal et à l'état pathologique. XIIIe congr. intern. de médecine. Paris 1900. Sect. de méd. de l'enfance.

(2) BIENSTOCK. Du rôle des bactéries de l'intestin. Ann. de l'Institut Pasteur, XIV; p. 750; 25 nov. 1900.

Qu'il y ait au reste formation plus ou moins notable de produits nuisibles dans l'intestin des nourrissons, ces produits d'une part sont éliminés avec les fèces, d'autre part, quand ils sont résorbés, sont détruits dans l'organisme par les processus multiples sur lesquels nous n'avons pas à insister. Aussi à l'état normal l'auto-intoxication digestive reste minime chez le nourrisson. La faible toxicité de leur urine en est la preuve.

Quand aux microbes eux-mêmes ils restent contenus dans la cavité digestive et n'envahissent pas la muqueuse intestinale (MARFAN et L. BERNARD (1).

L'action nuisible des saprophites intestinaux est d'autant plus discutable qu'il y a des raisons d'admettre de leur part une intervention favorable à l'organisme.

Avant les études bactériologiques. la digestion était considérée comme due à l'action des seuls sucs secrétés par les glandes digestives. Après la découverte des microbes, le problème devenait plus complexe, et PASTEUR le premier attira l'attention sur le rôle qu'ils peuvent jouer. Mais NENCKI démontra que les sécrétions digestives sont capables à elles seules, sans le secours des microbes, de transformer les matières albu-

---

(1) MARFAN et LÉON BERNARD. Absence des microbes dans la muqueuse intestinale normale des animaux. Caractère pathologique de leur présence. *Soc. de biol.* 6 mai 1899.

minoïdes et les graisses, et d'autre part des expérimentateurs ont pu réaliser la vie aseptique : Nuttal et Thierfelder ont fait vivre pendant dix jours des cobayes extraits par laparatomie de l'utérus maternel et placés dans des conditions d'asepsie complète ; M. Schottelius (1) a obtenu des résultats analogues avec de jeunes poulets et Mme Metchnikoff (2) avec des têtards. Cependant la vie dans de telles conditions est imparfaite : les cobayes de Nuttal et Thierfelder au 6° et au 10° jour n'avaient augmenté que de 11 et 16 0/0 de leur poids tandis que l'accroissement des cobayes témoins était de 20 et 61 0/0 : les poulets de Schottelius ne s'étaient accru au 12° jour que de 24 0/0 de leur poids au lieu de 140 0/0 et ensuite dépérissaient ; les têtards de Mme Metchnikoff avaient un poids et une taille maxima correspondant au poids et à la dimension minima des têtards élevés en milieu septique. Si donc la vie sans microbes est possible, elle est imparfaite, et de plus, comme l'ont montré Charrin et Guillemonat (3), elle rend les animaux bien moins résistants aux infections microbiennes.

---

(1) Max Schottelius. Die Bedeutung der Darmbakterien für die Ernahrng. *Archiv. f. Hygiène*, 1899, xxxiv. 3, p. 210.

(2) Mme Metchnikoff. Note sur l'influence des microbes dans le développement des têtards. *Ann. de l'Institut Pasteur*, 1901 p. 631-634.

(3) Charrin et Guillemonat. La vie sans microbes. *Académie des Sciences*, 29 avril 1901.

IV

LES MICROBES DANS LES INFECTIONS GASTRO-INTESTINALES

Avant de commencer l'étude bactériologique des infections gastro-intestinales des nourrissons, il est utile d'établir au préalable la division que nous adoptons. Cette division, qui est, dans ses grandes lignes, celle le plus généralement adoptée en France, est purement clinique, et ne préjuge rien de l'état anatomique avec lequel nous la comparerons plus tard.

L'évolution de ces infections permet de les diviser en : 1° Infections aigues et subaigues ; 2° Infections lentes, chroniques ou à poussées successives.

Les infections aigues ou subaigues comprennent plusieurs formes cliniques : *a*. forme légère (diarrhée catarrhale (WEST), catarrhe dyspeptique (BAGINSKY, ESCHERICH) ; — *b*. forme pyrétique ; — *c*. forme algide ou choléra infantile ; — *d*. forme dysentéroïde (MARFAN) ou muco-membraneuse, qui correspond à l'entérite folliculaire des Allemands, dont une variété constitue le choléra sec (HUTINEL).

Les infections lentes sont celles qui conduisent à l'athrepsie, à la cachexie, au rachitisme.

Les germes dont on a invoqué l'intervention dans la production de ces diverses formes d'infections digestives sont nombreux. Les uns appartiennent à la flore intestinale normale, les autres n'ont été rencontrés que dans les cas pathologiques. Pour les premiers comme pour les seconds, on s'est attaché à réunir les preuves qui militent en faveur de leur rôle dans la genèse de ces infections. A l'heure actuelle ces preuves manquent pour beaucoup d'entre eux ; même certaines de ces preuves qui ont paru suffisantes à un moment donné ne le sont plus maintenant, car les progrès de la bactériologie ont permis une précision plus grande dans l'étude des faits et par suite une critique plus sévère dans leur appréciation.

Nous allons donc passer en revue les principaux microbes rencontrés dans les affections digestives, en commençant par ceux qui existent à l'état normal dans l'intestin.

Colibacilles

Les colibacilles sont un exemple frappant de ce que nous venons de dire ; après avoir joué un rôle prédominant, ils menacent de n'en jouer plus qu'un très secondaire, sinon nul (1).

---

(1) P. Nobécourt. Sur la pathogénie des infections gastro-intestinales des jeunes enfants. *Semaine médicale*, 17 mai 1899. — Du rôle des colibacilles dans les infections gastro-intestinales des jeunes enfants, *in Thèse citée* (1899).

Hôtes constants de l'intestin, leur présence seule n'a aucune valeur. Il faut donc un autre critérium.

Ce critérium on ne peut le trouver dans des variations morphologiques ou dans les caractères des cultures, qui sont les mêmes pour les colibacilles de l'intestin normal et de l'intestin pathologique. Aucun auteur n'y a d'ailleurs songé, et personne n'a confirmé le fait avancé par GREENE-CUMSTON (1) « que la mobilité exaltée du colibacille indique une virulence plus grande. »

La constatation sur les préparations de matières fécales uniquement de bacilles décolorés par le Gram et l'obtention de cultures pures de colibacilles constituent un des arguments sur lesquels s'est fondé LESAGE (2) pour leur attribuer un rôle très important dans la pathogénie des infections estivales aiguës. Mais les objections ne manquent pas. D'une part, ces conditions se réalisent quelquefois chez les enfants normaux, principalement chez ceux nourris au sein (ESCHERICH) ; d'autre part, dans les infections il est exceptionnel de trouver le colibacille seul. (3). D'ailleurs le fait en lui-

---

(1) GREENE-CUMSTON. Contrib. à l'ét. de la virulence du B. coli dans les diarrhées des enfants. *Thèse de Genève*, 1894.

(2) LESAGE. Infections et intoxications digestives. *Traité des maladies de l'enfance* de GRANCHER, COMBY, MARFAN, II, 1897, p. 566.

(3) Le polymicrobisme, qui est la règle dans les infections chroniques, est fréquent dans les infections

même ne prouve pas que ce germe soit la cause de la maladie, car on peut le voir, sous des influences diverses, exister à l'état de culture pure dans l'intestin, par exemple, à la suite de l'injection sous-cutanée de bacille ou de toxine typhique (SANARELLI), de toxine colibacillaire ou streptococcique (RAMOND), etc.

La virulence pour le cobaye, en inoculation sous-cutanée, du colibacille isolé des selles est encore, d'après LESAGE, un caractère de grande valeur. Mais nous avons montré qu'elle n'est pas rare, à un même degré, pour les colibacilles de l'intestin normal ; de leur côté, les résultats des inoculations par la voie buccale sont très inconstants. Quant à la production d'une toxine par ces colibacilles, elle est nulle ou peu active, comme le montre l'inoculation des cultures stérilisées par la filtration sur bougie, par la chaleur ou par le chloroforme : LESAGE cependant en a obtenu une assez active par culture du colibacille dans du lait digéré par la pancréatine (1).

L'infection générale de l'organisme par le coli-

---

aiguës : GREENE-CUMSTON n'a trouvé le colibacille en culture pure que 3 fois sur 13 ; Lesage que 297 fois sur 770. (Contrib. à l'ét. de la gastro-entérite [aigue [du nourrisson. *Soc. méd. hôp.*, 18 nov. 1898.

(1) LESAGE in TEMPLIER. De la gastro-entérite des nourrissons. *Thèse de Paris*, 1898.

bacille peut avoir une certaine importance à condition d'être interprêtée. Quand elle est constatée à l'autopsie, il faut se rappeler qu'il s'agit assez souvent d'un envahissement cadavérique; même si la constatation est faite aussitôt après la mort, l'envahissement peut avoir été agonique. Ces réserves faites et ces causes d'erreur éliminées, le septicémie colibacillaire n'est pas la preuve que le colibacille a été la cause de l'infection digestive; il peut n'être intervenu qu'à titre d'agent d'infection secondaire, favorisée par les altérations intestinales. La présence du colibacille dans le sang ne peut avoir de valeur pour démontrer son rôle dans la production de l'infection digestive que si elle a été constatée pendant la vie et dès le début de la maladie. On ne peut nier d'ailleurs que le septicémie colibacillaire ne joue un rôle dans les infections gastro-intestinales, puisque pendant la vie ce germe a été trouvé dans le sang de la pulpe de l'orteil 4 fois sur 15 cas d'infections chroniques (Czerny et Moser), dans les foyers de broncho-pneumonie (Gastou et Renard), dans le liquide céphalo-rachidien retiré par la ponction lombaire). Concetti, Nobécourt et Du Pasquier). A l'autopsie, Lesage, Marfan, Nanu et Marot l'ont trouvé plus ou moins souvent dans le sang du cœur, dans le liquide péricardique, dans le poumon, dans le foie, dans la rate, dans les reins, etc.

Reste l'agglutination des colibacilles par les

sérums des malades, à laquelle Lesage (1) avait voulu attribuer tout d'abord une grande importance. D'après lui, en effet, au cours des infections aigues d'été, le colibacille isolé des selles de l'enfant est agglutiné par son sérum 40 fois sur 50, tandis qu'au cours des entérites chroniques l'agglutination manque, sauf au moment des poussées aigues, où elle peut apparaître (6 fois sur 25 cas). Mais nos recherches (2) n'ont pas confirmé ces conclusions : elles nous ont montré que l'agglutination des colibacilles par les sérums des malades atteints d'infections gastro-intestinales est un phénomène très inconstant ; elle ne parait pas, en tout cas, être en rapport avec la virulence des colibacilles intestinaux ; quand elle est positive, elle est généralement minime ; s'il est des cas où on peut constater un pouvoir agglutinant notable, et en tirer des conclusions sur l'existence d'une infection colibacillaire (3), ce sont des cas d'exception. En Allemagne d'ailleurs

(1) Lesage. Contrib. à l'étude des entérites infantiles. Séro-diagnostic des races de B. coli. *Soc. de biologie*, 16 octobre 1897.

(2) P. Nobécourt. De la non-spécifité des colibacilles des infections gastro-intestinales des jeunes enfants. *Soc. de biologie*, 26 nov. 1698 et *Thèse citée* 1899.

(3) Nous avons observé cette agglutination au taux de 1/10, 1/30, 1/50 dans 5 cas sur 20 examens et (fait intéressant) les colibacilles expérimentés n'étaient pas virulents.

Escherich (1) et Pfaundler (2) sont arrivés à des résultats analogues aux nôtres.

L'agglutination a permis cependant de juger la question, qui avait été posée, de l'existence d'une race de colibacilles spéciale aux infections gastro-intestinales aigues d'été (3). D'après Lesage, en effet, tous les échantillons de colibacilles isolés dans ces cas sont agglutinables par les sérums de tous les enfants atteints de cette infection, et « on est autorisé à penser que tous ces b. coli des entérites des nourrissons appartiennent à une race particulière. » Mais, en inoculant des animaux avec des colibacilles isolés de l'intestin d'enfants atteints d'infections digestives aigues d'été, nous avons obtenu des sérums qui agglutinaient le seul échantillon inoculé à l'animal et pas les autres : il existe donc entre ces colibacilles les mêmes différences qu'entre les colibacilles de provenances diverses, comme nous l'avons vu antérieurement avec F. Widal (4). L'étude de

---

(1) Escherich. Die Bedeutung der Bakterien in der Æiologie der Magendarmerkrankungen der Sæuglinge. *Deutsche med. Wochenschrift.*, 1898, n° 40 et 41.

(2) Pfaundler. Ueber serodiagnostiche Fragen in der Pædiatrie. *Münchener med. Wochenschrift.* 25 octobre 1898 p., 1391.

(3) P. Nobécourt. *Soc. de biologie*, 26 novembre 1898. — Existe-t-il une race de colibacilles spéciale aux infections gastro-intestinales aigues d'été? *in Thèse citée*, p. 37.

(4) Widal et Nobécourt. Séro-réaction dans une infection à paracolibacilles. *Semaine médicale*, 4 août 1897.

l'agglutination ne permet pas de faire de ces colibacilles un groupe spécial, une race particulière à ces infections. H. Lee Smith (1) a confirmé, depuis, nos conclusions.

En résumé, aucune des méthodes bactériologiques actuelles ne permet d'affirmer le rôle des colibacilles dans la genèse des infections gastro-intestinales des nourrissons. Nous croyons cependant que leur intervention ne doit pas être éliminée d'une façon absolue et que, si la preuve n'est pas faite, ils peuvent cependant intervenir comme d'autres germes de l'intestin. A notre avis Fischl (2) va trop loin quand il écrit : « ce que nous devons rejeter d'une façon absolue, c'est l'importance du colibacille dans la pathogénie de l'infection digestive. » En tous cas, c'est un agent assez fréquent d'infections secondaires.

Bacterium lactis aerogenes.

Le rôle de ce germe, saprophyte de l'intestin au même titre que le colibacille, dans la production des infections digestives n'a pas été étudié autant que celui de ce dernier. Dans le choléra

---

(1) H. Lee Smith. Zur Kenntniss der Colibacillen der Sæuglingsstuhlen. *Centralbl. f. Bakter.*, xxv, 1899, n° 20.

(2) R. Fischl. De l'infection digestive chez le nourrisson. *Revue mensuelle des maladies de l'enfance*, mai 1899.

infantile, Baginsky (1) et W. Booker (2) ont constaté fréquemment sa présence à côté d'un grand nombre d'autres espèces bactériennes, notamment du colibacille. Nous n'insisterons pas sur les conditions qu'il faudrait réunir pour démontrer son action pathogène qui est loin d'être prouvée : ce serait faire double emploi avec ce que nous avons dit à propos des colibacilles.

Le *Bacillus lacticus* a été constaté par Lesage (3) 16 fois en grande quantité dans les selles d'enfants atteints de gastro-entérites aigues, à côté des microbes coliformes. Son rôle reste à démontrer.

Il en est de même pour le *Bacillus acidophilus* que Finkelstein a vu pulluler au cours de certaines diarrhées ; pour le *Bacilus exilis*, pour les *Sarcines*, que l'on rencontre quelquefois dans les selles diarrhéiques. Quant au *B. bifidus communis*, loin d'avoir un rôle en pathologie, il disparaît dès qu'il existe le moindre trouble digestif.

---

(1) Baginsky. Ueber Cholera infantum. *Arch. f. Kinderheilk.*, 1890, XII, p. 1.

(2) W. Booker. A study of some Bakteria in the fæces of infants affected with Summer Diarrhœa. *Transact. of the America Pediat. Soc.*, 1889, — et *John Hopkins Hospital Reports*, 1896, VI. p. 159.

(3) Lesage. De la gastro-entérite aiguë des nourrissons. *L'œuvre médico-chirurgicale*, 1899, p. 24.

Bactéries protéolytiques.

L'existence d'infections digestives dues aux *Bactéries protéolytiques* n'est pas encore bien établie. Cependant, dans 6 cas de choléra infantile, Lesage (1) a trouvé en abondance dans les selles le *Tyrothrix tenuis* : il était très virulent et fabriquait une toxine très active qui tuait le cobaye à la dose de 4 à 5 milligr. en inoculation sous-cutanée avec production des lésions du choléra expérimental : dans un autre cas, publié par Ardoin (2), existait en quantité le *Bacillus mesentericus vulgatus*, également virulent. Nous même (3) avons constaté ce même germe dans un cas d'infection aigue fébrile ; mais il n'était pas virulent. Enfin Spiegelberg (4) a trouvé fréquement des bactéries protéolytiques dans les selles des nourrissons atteints d'infections subaigues ou chroniques, s'accompagnant d'athrepsie ; mais il ne leur attribue qu'un rôle accessoire ; elles ne se généralisent pas dans l'organisme, ne pa-

---

(1) Lesage. *Bulletin médical*, 1890 ; *Revue men. des mal. de l'enfance*, 1896.

(2) Ardoin. Contrib. à l'ét. de l'infection digestive aiguë chez le jeune enfant (variétés rares). *Thèse de Paris*, 1897.

(3) P. Nobécourt. *Thèse citée*.

(4) Spiegelberg, *Loc. cit.* (1899).

raissent pas sécréter de toxines, et agiraient surtout par leur action sur le lait et les produits de sa digestion.

Streptocoques

Le rôle des *streptocoques* est beaucoup plus important que celui des bactéries précédentes ; il a été diversement apprécié, et, si bien des points relatifs à ce rôle restent encore obscurs, certains autres paraissent bien établis (1). Déjà, en 1894, Lesage et Thiercelin admettent que le streptocoque peut être cause dans certains cas de l'infection intestinale aigue ; mais ils considèrent surtout ce germe comme un agent d'infection secondaire, qui, en s'associant au colibacille, détermine l'entérite cachectisante. Plus tard, en 1896, W. Booker (2) précise son rôle dans la production de la diarrhée d'été des enfants, et décrit des *gastro-entérites a streptocoques*, qu'il a observées 27 fois sur 92 cas. Puis Escherich (3) et ses élèves Hirsch (4) Libman) (5) Spiegel-

______

(1) P. Nobécourt. Les streptococcies intestinales.*Presse médicale*, 26 sept. et 3 oct. 1903.

(2) W. Booker. *Loc, cit.*

(3) Escherich. *Loc. cit.*

(4) Hirch. Ein Fall von Streptokokkenenteritis im Saügglingsalter. *Centralbl f. Bakteriol.* 12 oct. 1897, XXII. p. 369.

(5) Libman. Weitere Mitteilungen über den Streptokokkenenteritisbei Saüglingen. *Centralbl. f. Bakter*, 12 oct. 1897, XXII, p. 376.

BERG (1) (1897-1899) étudient l'*entérite à strepto-*
coques du nourrisson, qu'ils attribuent à un streptocoque spécial, le *Streptococcus enteritis.* A la
clinique d'Heubner, FINKELSTEIN (2) observe des
faits analogues. Nous même (3) (1899) insistons
sur l'importance des streptocoques et de l'association strepto-colibacillaire dans la pathogénie
des infections aigues, subaigues et chroniques de
l'enfance. A la même époque. THIERCELIN (4)
étudie le rôle de l'*entérocoque* dans la pathogénie
de certaines infections digestives. Plus récem-
ment PIGEAUD (5) (1900) insiste encore sur la fréquence de ces germes dans les selles des nourrissons dyspeptiques.

Le *Streptococcus enteritis* et l'*entérocoque* sont
deux germes très voisins, à s'en rapporter aux
descriptions d'ESCHERICH et de THIERCELIN ; il
n'y a donc pas lieu, comme nous l'avons démontré dans des recherches antérieures, de les

---

(1) SPIEGELBERG. Ein weiterer Beitrag zur Streptokokkenenteritis bei Saüglingen. *Centralbl. f. Bakter.*, juillet
1898, xxiv, *p.* 49.

(2) FINKELSTEIN. Ueber Morbidität und Mortalität in
Saüglingsspitalern und deren Ursachen. *Zeitschr. f.*
Hyg.. 1898, xxviii, p 125.

(3) NOBÉCOURT. *Loc. cit.* (1899).

(4) THIERCELIN. *Loc. cit.* et Du diplocoque intestinal ou
entérocoque. Son rôle dans la pathogénie de certaines
infections digestives. *Soc. de pédiatrie de Paris*, 14 nov.
1899.

(5) PIGEAUD. *Loc. cit.*

décrire séparément. Dans les préparations faites avec les fèces, ce germe se présente sous forme de coccus qui restent colorés par la méthode de Gram-Weigert, du diamètre de $0\,\mu,5$ à $1\,\mu,5$, ronds ou en forme de lancette : ils sont disposés généralement en diplocoques ou en courtes chaînettes, celles-ci pouvant d'ailleurs en comprendre jusqu'à 20 ou 30, assez souvent décomposables en diplocoques. Ce streptocoque pousse plus ou moins bien sur les milieux usités en bactériologie. Sur gélose, les colonies sont assez fines : sur gélatine, le développement est inconstant et il peut y avoir à la longue une légère liquéfaction ; dans le bouillon ordinaire, il se produit un trouble, puis une clarification ultérieure ; le lait est ou non coagulé : le glucose et le lactose fermentent le plus souvent. Dans les milieux de culture liquides, les chaînettes peuvent être longues, flexueuses, analogues a celles du streptocoque le plus caractérisé. Les cultures sont quelquefois virulentes pour la souris et déterminent de la diarrhée et une mort plus ou moins rapide.

Tels sons les caractères de ces streptocoques isolés au cours des infections. Nous avons déjà vu qu'on les avait rencontrés dans l'intestin normal, à côté des autres variétés que l'on a pu considérer comme étant des espèces saprophytes. Les diverses dénominations que l'on a attribuées à ces germes n'impliquent nullement qu'ils doivent être distingués les uns des autres et nous avons démontré ailleurs qu'il n'y avait pas de caractère suffisamment précis pour différencier des espèces ou des variétés de streptocoques intestinaux.

La question du rôle pathogène des streptocoques se pose donc pour eux comme pour les colibacilles. Ils sont également saprophytes ; mais cependant comme ils sont moins abondants à l'état normal, leur présence en grand nombre a déjà plus d'importance ; mais, sous ce rapport, les cas limites sont difficiles à apprécier et d'ailleurs on peut voir pulluler les streptocoques en dehors de tout état infectieux à la' suite de l'ingestion de calomel ou d'un lavage de l'intestin à l'eau bouillie (H. TISSIER). La virulence pour les animaux n'a pas grande valeur. La septicémie en a une plus grande, à condition qu'il s'agisse d'ensemencements du sang faits pendant la vie.

Somme toute, les conclusions que nous apportions à propos des colibacilles s'appliquent, à peu de choses près, aux streptocoques. Leur rôle pathogène est difficile à démontrer d'une façon précise, quoiqu'on puisse arriver à leur sujet à des notions plus fermes qu'avec les colibacilles, à cause de leur rareté relative dans l'intestin normal. Ils n'en jouent' pas moins un rôle important dans la production des infections digestives des nourrissons. Ce rôle, nous le préciserons plus loin.

Jusqu'ici nous n'avons envisagé que des

germes qu'on rencontre plus ou moins fréquemment dans l'intestin normal, et cette condition rend singulièrement difficile la démonstration de leur action pathogène. Nous allons passer en revue maintenant des microbes qui ne se rencontrent pas dans l'intestin du nourrisson sain, ou seulement à titre exceptionnel.

Bacille pyocyanique

Le *Bacille pyocanique* a été rencontré dans un certain nombre de cas d'infections digestives des nourrissons par KOSSEL (1), WILLIAMS et CAMERON (2), LESAGE et ARDOIN (3), NOBÉCOURT (4), ESCHERICH (5). Ce bacille peut exister dans les selles en culture presque pure, comme dans le cas de KOSSEL, ou bien être mélangé en proportions variables à des colibacilles, à des streptocoques, à des Proteus, comme dans le cas que nous avons

(1) KOSSEL. Zur Frage der B. pyocyaneus Pathogenität für den Menschen. *Zeitsch. f. Hyg. und Infectionskrank.*, XVI, 1894, p. 360.

(2) WILLIAMS et CAMERON. Upon general infection by the B. pyocyaneus in children. *Journ. of pathol. and bactér.*, 1896, III, p. 344.

(3) ARDOIN. *Loc. cit.*

(4) NOBÉCOURT. Sur un cas d'infection intestinale à bacille pyocyanique chez le nourrisson. *Bulletin médical*, 21 août 1898.

(5) ESCHERICH. Pyocyaneus Infektionen bei Säuglingen. *Cenbralbl. f. Bakter.*, XXV, 1899, p. 117-120.

observé. Dans ce cas, il était très virulent : il tuait le cobaye en quelques heures à la dose de 1/4 cc. de culture en bouillon de 24 heures, en 9 jours à la dose de 1/10 cc. Les cultures filtrées sur bougie étaient également toxiques. Dans notre cas, comme dans les cas d'ESCHERICH, le bacille n'était pas agglutiné par le sérum du malade ; le sang ensemencé pendant la vie et à l'autopsie était stérile.

Proteus

Les observations d'infections digestives, dans lesquelles des Proteus ont été trouvés, sont plus nombreuses que celles où le B. pyocyanique a pu être décelé. BOOKER (1) le premier (1889) l'a trouvé presque constamment (15 fois sur 18) dans le choléra infantile suraigu et a décrit une forme spéciale des diarrhées d'été dues à ce germe. LESAGE (2) l'a constaté dans 18 cas, surtout chez des enfants de 10 à 12 mois ayant déjà mangé de la viande. Nous-même (3) l'avons rencontré chez notre malade atteint d'infection à B. pyocyanique et dans 3 cas d'infections gastro-intestinales chroniques chez des athrepsiques. BRUDZINSKI (4)

---

(1) BOOKER. *Loc. cit.*, 1889 et 1896.
(2) LESAGE. *Loc. cit.* (*Œuvre médico-chirurgicale*).
(3) NOBÉCOURT. *Loc. cit.* 1899.
(4) BRUDZINSKI Ueber das Auftreten von Proteus vulgaris in Sæuglingsstühlen nebst einem Versuch der Therapie mittelst Darreichung von Bacterienculturen. *Jahrbuch f. Kinderheilk.*, 1900, LII.

l'a trouvé presque constamment dans les selles
fétides des nourrissons dyspeptiques. Tobiesen (1) a également rapporté une observation
d'entérite aiguë à Proteus chez un nourrisson de
13 mois. Dans les cas aigus, le proteus prédomine
souvent d'une façon très notable sur les autres
germes (Booker, Lesage); dans les autres cas il
est généralement associé à divers germes en proportion variable. Booker l'a trouvé presque constamment virulent pour le lapin et a constaté qu'il
agissait sur les matières albuminoïdes du lait en
donnant des produits très toxiques. Nous ne
l'avons trouvé virulent pour le cobaye qu'une
fois sur trois.

Des Proteus on rapproche généralement le
Bacille blanc liquéfiant, trouvé fréquemment par
Baginsky dans le choléra infantile.

Staphylocoques pyogènes

Quoique pouvant se rencontrer à l'état de saprophytes, les staphylocoques sont rares dans
l'intestin normal ; ils pullulent quelquefois au cours
des infections gastro-intestinales. Karlinski (2)

---

(1) Tobiesen. Et Tilfälde af Proteusenteritis og.
Bemerkningerom de akute Euteriters Ætiologi. *Hos-
pitalstidende*, VIII, 7 février 1900, (Analysé in *Journal
de Phys. et Path. gén.*, 1900).

(2) Karlinski. Septicémie des nouveau-nés d'origine
intestinale. *Prag. med. Woch.*, 1890, p. 277.

a constaté des staphylocoques dorés, blancs, citrins dans le contenu de l'iléon et dans le sang d'un enfant atteint d'entérite, allaité par sa mère dont le lait contenait ces germes. Moro (1), à la clinique d'Escherich, a étudié l'entérite à staphylocoques des nourrissons au sein qui évolue d'une façon aiguëe : peu nombreux au début de l'affection, ces germes augmentent les jours suivants, et finissent par remplacer presque complètement le bacille coloré en bleu par la méthode de Weigert-Escherich qui est le plus abondant à l'état normal. Ces staphylocoques sont blancs ou dorés: il ne sont virulents ni pour la souris ni pour le lapin.

C. W. Duval et V. H. Basset (2), dans 43 cas de diarrhée estivale des enfants, ont isolé dans les matières fécales le *bacille dysentérique*, redécrit, après Chantemesse et Widal, par Shiga. Ce bacille n'a pas été trouvé dans les selles d'enfants sains ou présentant de la diarrhée simple. Il était agglutiné par le sérum des enfants atteints de diarrhée estivale, par le sérum d'adultes atteints de dysenterie, par le sérum antidysentérique.

---

(1) E. Moro. L'entérite à staphylocoques des nourrissons au sein. *Jahrbuch. f. Kinderheilk.*, 1900, p. 530.

(2) C. W. Duval et V. H. Basset. The Etiology of the Summer diarrhaeos of infants. *Centralblatt f. Bakter.*, XXXIII, p. 52, 1902.

A. LESAGE (1) (1901), a observé en août et septembre 1900 à l'hôpital Trousseau 16 cas de gastro-entérites aiguës tous terminés par la mort, dus à un cocco-bacille du genre PASTEURELLA : ce germe a été trouvé 12 fois dans l'intestin, constamment dans l'appareil respiratoire (qui était indemne de toute lésion 14 fois) 3 fois dans le sang pendant la vie.

Nous n'insisterons pas sur le *bacille de la diarrhée verte* découvert par LESAGE (2) en 1886, qui se décolore par le Gram, ne liquéfie par la gélatine, ne coagule pas le lait, ne fait pas fermenter le lactose, et que ce savant considère comme une variété chromogène du colibacille ; — sur un autre bacille de la diarrhée verte qui liquéfie la gélatine (DURANDO-DURANTE (3) : — sur un bacille rencontré par FINKELSTEIN (4) dans l'entérite folliculaire, qui est pathogène pour la souris, et n'est qu'une variété de colibacille.

Nous signalerons également des germes anaérobies stricts ou facultatifs, décrits par H. TISSIER dans plusieurs cas de diarrhées généralement

---

(1) A. LESAGE. Note sur les gastro-entérites des nourrissons. *Soc. de biologie*, 13 juillet 1901, p. 773.

(2) LESAGE. *Loc. cit.*

(3) DURANDO-DURANTE. *La Pediatria*, juillet 1896.

(4) FINKELSTEIN. Entérite folliculaire des enfants. *Soc. de méd. int. de Berlin*, in. *Revue des mal. de l'enfance.* 1897, p. 30.

légères : *Diplococcus griseus liquefaciens, Bacillus anaerobius minutus, Bocco-bacillus anaerobius perfœtens, Streptocoque décoloré par le Gram*. Leur action pathogène n'est pas encore démontrée.

Les microbes ne sont pas d'ailleurs les seuls agents. que l'on ait considérés comme pouvant déterminer des infections digestives.

EPSTEIN (1) attribue certaines diarrhées à des *Protozoaires : Monocercomonas intestinalis*, *Amœba coli*.

DEMME (2) (1890) a isolé le *Saccharomyces ruber* dans les selles de 7 enfants atteints de diarrhée et de vomissements et l'a trouvé dans le lait qu'ils avaient ingéré.

Sur 473 cas de gastro-entérites aiguës, A. LE-SAGE (3) a trouvé 53 fois des levures en grande quantité, les unes colorées, les autres décolorées par la méthode de Gram. GALLI-VALERIO (4) a isolé de son côté une variété d'*Oïdium albicans* des selles d'un enfant atteint de gastro-entérite chronique. PAYNE (5), chez un nourrisson mort

---

(1) EPSTEIN. Beobactungen über Monocercomonas hominis (Grassi) und Amœba coli (Lœsch) bei Kinder diarrhœn. *Prag. med. Worhenchc*, 1893, n° 38-40.

(2) DEMME. *Hyg. Rundschau*, mai 1892.

(3) LESAGE. *Loc. cit.* (Union médico-chirurgicale).

(4) GALLI-VALERIO. Nouvelles observations sur une variété d'Oïdium albicans Ch Robin isolée des selles d'un enfant atteint de gastro entérite chronique. *Arch. de Parasitologie*, II, p. 270-276; 1899.

(5) PAYNE. Manual of general pathology, designed as an introduction to the practice of medecine. p. 593. Londres, 1888.

d'atrophie infantile, a vu l'iléon tapissé d'une sorte de mucus contenant des levures.

Tels sont les microbes auxquels on a attribué un rôle plus ou moins considérable dans les infections gastro-intestinales. Il nous reste à examiner les conditions qu'ils doivent remplir pour que ce rôle soit démontré d'une façon suffisamment précise. Ces conditions sont multiples.

1º *L'espèce bactérienne* constatée a son importance s'il s'agit d'une de celles que l'on ne rencontre pas ou seulement d'une façon exceptionnelle dans l'intestin normal. La présence dans les selles de colibacilles, de bacterium lactis aerogenes, de bactéries protéolytiques, de streptocoques, etc, n'a en elle-même aucune valeur, tandis que celle du B. pyocyanique, du Proteus, des Staphylocoques, du bacille dysentérique, etc., qui ne sont habituellement pas des hôtes de l'intestin normal, est déjà une présomption en faveur de l'entrée en jeu de ces germes.

2º *L'abondance d'une espèce* dans l'intestin est un caractère dont l'importance varie avec l'espèce envisagée. Sans grande valeur pour les colibacilles, comme nous l'avons vu, elle en a déjà plus pour les streptocoques et les bactéries protéolytiques, et surtout pour les espèces anormales. Quand on voit des germes habituellement plus rares que les colibacilles prédominer d'une façon notable, quand on trouve en grande quantité des microbes qui n'existent pas dans l'intestin normal, c'est une présomption en faveur de leur rôle dans la production de l'infection en évolution.

3° La *virulence* et le *pouvoir toxigène* des germes fournissent d'autres preuves. Ils doivent être appréciés de façon différente pour chaque espèce, chacune ayant une prédilection pour tel ou tel animal (lapin, cobaye, souris, etc.) Nous avons vu, qu'associées à la notion de quantité, ces propriétés pouvaient aider à démontrer l'action pathogène des bactéries protéolytiques, du B. pyocyanique, du Proteus, etc. mais qu'elles n'avaient aucune importance pour le colibacille. souvent virulent à l'état normal et le streptocoque, généralement dépourvu d'action pathogène. Au reste, la virulence ou l'action toxique étant appréciées par l'inoculation sous-cutanée, intra-veineuse ou intra-péritonéale, les conditions sont très différentes de ce qui se passe chez le malade, alors que les microbes sont dans l'intestin ; de plus, les milieux de culture dans lesquels on les fait végéter, sont loin d'être comparables avec le contenu intestinal si complexe et si spécial.

4° La *présence des germes dans le sang* et *dans les organes*, réserves faites de ce que nous avons dit à propos des infections cadavériques par le colibacille, a de la valeur quand elle est constatée d'une façon précoce et pendant la vie. Sinon elle ne prouve pas que ce germe ait créé la maladie intestinale : elle ne révèle qu'une infection qui peut être secondaire. Pour certains organes, l'infection peut d'ailleurs ne pas provenir du tube digestif, par exemple pour le poumon.

5° Les *réactions spécifiques provoquées* dans l'économie, telles que les *propriétés agglutinantes, bactéricides*, etc. acquises par le sérum sont les plus caractéristiques. Elles ont permis d'établir la réalité de certaines infections colibacillaires, de l'infection par le bacille dysentérique. Il conviendrait de poursuivre les recherches dans ce sens.

6° La *reproduction expérimentale de l'infection digestive* en faisant ingérer les cultures pures à des animaux est évidemment une preuve, quand elle peut être faite. Mais les difficultés sont telles et les insuccès si nombreux qu'un résultat négatif ne prouve rien. On a pu cependant obtenir quelques faits positifs avec les colibacilles, les streptocoques, etc.

7° La *constatation du germe* mis en cause dans le lait, l'eau ou les aliments, ou encore dans la bouche, le nez, le pharynx, les voies respiratoires supérieures, et l'apparition consécutive de l'infection seront encore des preuves indirectes.

En résumé, l'existence dans les selles, au cours d'une infection digestive, d'un germe non saprophyte de l'intestin, en abondance, virulent et toxigène permet d'admettre qu'il joue un rôle dans la genèse de la maladie : la preuve est plus évidente si on le trouve dans le sang d'une façon précoce et pendant la vie, s'il est agglutiné par le sérum du malade, et si l'expérimentation permet par ingestion de. déterminer chez l'animal des phénomènes analogues. Le rôle des germes habituellement saprophytes sera plus difficile à établir d'une façon rigoureuse, une critique sévère sera nécessaire pour l'appréciation de chaque cas particulier.

C'est en tenant compte de ces règles que l'on pourra arriver à établir le rôle exact des différents microbes dans la production des infections digestives et de leurs différentes formes. A l'heure actuelles voici quelles sont les connaissances que nous avons sur ce sujet.

1° Dans les *infections aigues* sporadiques et estivales (formes pyrétiques et algides) des espèces nombreuses ont été incriminées : le colibacille (LESAGE, GREERE-CUMSTON, ROSSI-DORIA (1) etc.), le streptocoque (W. BOOKER), le Proteus (W. BOOKER), seraient les plus fréquemment en cause : le bacille de la diarrhée verte (LESAGE), les Bactéries protéolytiques, (LESAGE, ARDOIN), le Bacille pyocyanique (KOSSEL, WILLIAMS et CAMERON, LESAGE et ARDOIN, NOBÉCOURT, ESCHERICH), le staphylocoque (KARLINSKI, MORO) le bacillus lacticus (LESAGE) interviendraient d'une façon plus exceptionnelle : quant au bacille dysenterique (W. BASSET et DUVAL, au cocco-bacille du genre Pasteurella découvert par LESAGE, ils néces-

---

(1) ROSSI-DORIA. Ueber einige durch das B. coli commune hervorgerufene Diarrhœen epidemischen Charakter. *Centralbl. f. Bakteriol.*, XII, n° 16, p. 458.

sitent de nouvelles recherches pour établir leur importance.

Il n'y a donc pas de germes spéciaux à ces formes d'infections. Au reste BAGINSKY a trouvé dans les selles, au cours du choléra infantile, 19 espèces de bactéries : B. lactis aerogenes, B. coli commune, B. liquéfiant blanc, etc, et montré qu'aucune n'est constante. W. BOOKER, de son côté, a divisé les diarrhées estivales en 4 groupes suivant la flore des selles qui est toujours très complexe : 1° Infections à Proteus, dans lesquelles on trouve encore le colibacille et le B. lactis aerogenes, presque toujours très abondants et quelquefois le premier même prédominant, le streptocoque, l'oïdium albicans; 2° infections à streptocoques, qui sont également accompagnés du colibacille, du B. lactis aerogenes, et quelquefois du Proteus; 3° infections à bactéries diverses; 4° infections à B. coli et à B. lactis aerogenes, le premier prédominant.

2° Dans les formes correspondant à l'*entérite folliculaire* on a trouvé un bacille coliforme (FINKELSTEIN), du colibacille (ESCHERICH) et surtout des streptocoques (ESCHERICH, THIERCELIN).

3° Dans les *formes chroniques,* on a incriminé le colibacille, le streptocoque, les bactéries protéolytiques, le Proteus, etc. Le flore est éminemment complexe en pareil cas.

Somme toute, qu'il s'agisse d'une infection aigue ou chronique, la flore intestinale est singulièrement complexe; s'il est des cas où une espèce microbienne prédomine et où on peut admettre l'existence d'une infection monomicrobienne, il en est d'autres plus nombreux où le polymicrobisme est évident. Bien des auteurs, comme nous l'avons vu. avaient noté le fait, et la notion du rôle possible des associations microbiennes devait s'imposer à l'esprit. Nous nous sommes efforcés d'établir la réalité de certaines d'entre elles (1). « Constater en effet, avons-nous écrit, par l'examen direct des préparations faites avec les matières fécales ou avec les cultures, l'existence de plusieurs espèces microbiennes, n'est pas établir qu'il y a association morbide. Il importe de distinguer la simple *coexistence* de *l'association* des microbes; dans un cas, les espèces vivent côte à côte, sans s'influencer réciproquement ou tout au moins sans que, de cette influence réciproque, résulte un dommage pour l'individu qui les héberge, dans l'autre cas, elles unissent leurs efforts dans la lutte contre l'organisme. Dans l'intestin normal, malgré la richesse de la flore, il semble n'y avoir que simple coexistence : dans les infections gastro-intestinales, il s'agit de démontrer s'il y a réellement association. » De fait, nous avons démontré expérimentalement la virulence pour le cobaye de l'inoculation sous la peau d'un mélange de colibacilles et de streptocoques intestinaux inactifs séparé-

---

(1) P. Nobécourt. *Loc. cit.* (1899).

ment (1), et constaté l'activité du mélange des deux cultures ingéré par de jeunes animaux, cobayes, chats, souris (2). L'association strepto-colibacillaire nous paraît donc devoir être considérée comme la cause de certaines infections digestives aigues, subaigues ou chroniques. Nous avons également rapporté des expériences en faveur d'un rôle possible à attribuer à l'association au colibacille du Bacillus mesentericus ou du Proteus vulgaris. Il semble que ces infections mixtes interviennent plutôt dans les cas subaigus ou chroniques que dans les cas fraichement aigus.

De ce chapitre découle cette conclusion que la bactériologie des infections digestives des nourrissons est encore loin d'être définitivement fixée. Cependant il est un point bien établi, c'est qu'elles ne relèvent pas, même dans leurs formes estivales, d'un germe spécifique, comparable au bacille d'EBERTH, au vibion cholérique, au bacille dysentérique. Elles sont causées, au moins pour la plupart, par des bactéries banales, qui, dans certaines conditions, deviennent pathogènes. Ce sont ces conditions que nous allons établir maintenant.

---

(1) P. NOBÉCOURT. Association strepto-colibacillaire chez le cobaye. *Soc. de biol.*, 28 janvier 1899 et *Thése citée*

(2) P. NOBÉCOURT. *Thèse*, p. 76.

V

ÉTIOLOGIE ET PATHOGÉNIE DES INFECTIONS DIGESTIVES

Bien que de nombreuses inconnues persistent encore dans la connaissance des agents pathogènes des infections digestives, la notion générale d'infection introduite dans la pathologie intestinale infantile n'en a pas moins constitué un fait capital. Elle a permis d'apporter un peu de précision dans leur étiologie et leur pathogénie ; elle a expliqué bien des faits qui restaient mystérieux pour les médecins d'autrefois. Sans doute ceux-ci avaient bien observé l'influence de l'âge, des saisons, de l'alimentation, de la dentition, mais ils n'avaient pu en donner l'explication, ou s'étaient attachés à développer des hypothèses plus ou moins vraisemblables.

Les infections digestives relèvent de *causes prédisposantes* et de *causes déterminantes*.

1° Causes prédisposantes

Elles peuvent tenir à l'enfant lui-même, au milieu où il vit, à son genre d'alimentation.

A. Prédispositions individuelles

Nous avons déjà insisté sur ce fait que certains enfants, surtout ceux nés prématurément, peuvent avoir un tube digestif prédisposé à l'infection, de par certaines *tares héréditaires ou acquises* faisant que les sécrétions digestives, la musculature intestinale, la cellule hépatique sont douées d'une activité moindre que chez d'autres enfants : nous ne reviendrons pas sur ce sujet.

Le *sexe* n'a pas d'influence. L'*âge* en a davantage. L'infection atteint en effet son maximum dans les trois premiers mois de la vie (OLLIVIER, WIDERHOFER) et ensuite vers le huitième ou neuvième mois. L'âge intervient par l'ensemble des conditions hygiéniques qu'il comporte. En effet, à ces périodes, il n'est pas rare de voir, pour des raisons diverses (maladies de la mère, lactation insuffisante, reprise du travail, vie mondaine, etc) cesser l'allaitement au sein, ou établir l'allaitement mixte, ou faire prématurément le sevrage, facteurs sur l'importance desquels nous aurons à revenir.

De plus, à partir du sixième mois, commence l'*éruption dentaire*. Sans faire jouer au travail de la dentition le rôle de cause déterminante des troubles digestifs que le public et les anciens médecins lui attribuaient, il ne faut cependant pas, par un excès contraire, lui dénier toute action. La dentition est certainement souvent la cause occasionnelle de l'infection intestinale elle intervient probablement par l'action réflexe, invoquée autrefois, la douleur qu'elle détermine provoquant des troubles vaso-moteurs et secrétoires de la muqueuse intestinale. Cette action réflexe est réelle. Soupault et Jouaust (1) n'ont-ils pas déterminé chez le lapin une hypersécrétion glaireuse intestinale d'origine réflexe en irritant la vésicule biliaire, la trompe utérine, l'appendice iléo-cœcal par l'injection dans ces organes d'un lait de bismuth aseptique ?

Les *sténoses congénitales* de l'intestin (2), des *dispositions anatomiques* spéciales (exagération et multiplicité des inflexions de l'S iliaque), la *constipation* liée au genre d'alimentation, etc., en provoquant la stase du contenu intestinal, sont aussi des causes prédisposantes des infections digestives.

Les *maladies générales*, la tuberculose, la syphilis, la scarlatine, la rougeole, les infections bucco-naso-pharyngées, les broncho-pneumonies, etc, favorisent également les infections gastro-intestinales et cela par des procédés complexes, soit en empêchant l'allaitement au sein, soit en délibitant l'organisme, soit en facilitant l'apport de germes pathogènes dans le tube digestif.

---

(1) Soupault et Jouaust. Hypersécrétion glaireuse intestinale provoquée expérimentalement chez trois lapins. *Soc. de biologie*, 25 avril 1903.

(2) P. Nobécourt. Rétrécissements congénitaux de l'intestin. *Traité des maladies de l'enfance* de Grancher-Comby, 2 éd. II, 1904.

B. Prédispositions tenant au milieu

Le milieu a une grande importance dans l'étiologie des gastro-entérites. et par milieu il faut entendre l'ensemble des conditions tenant aux saisons, à la température. à l'état athmosphérique, à l'habitation. à la situation sociale, etc.

L'influence des *saisons* et de la *chaleur* est considérable et a été notée de tout temps. Si les infections gastro-intestinales s'observent à toutes les périodes de l'année. dans aucune elles ne sont aussi fréquentes que pendant l'été et l'automne. C'est en août et septembre qu'on les observe surtout, puis en juillet. octobre et novembre ; à ce moment elles prennent pour ainsi dire le caractère épidémique. La courbe de la mortalité pour infections intestinales suit celle de la température : s'élevant et s'abaissant avec elle : l'influence de l'élévation de la température n'est cependant pas immédiate, et ce n'est qu'au bout de cinq à six jours de chaleur que l'on voit s'accroître leur nombre. Cette action de la chaleur est susceptible de recevoir des explications multiples dont aucune n'est absolument satisfaisante : elle peut faciliter les altérations du lait, et nous reviendrons plus loin sur cette question : elle peut agir sur les microbes intestinaux, et Macaigne (1) avait admis que sous l'influence de la chaleur la virulence du coli-bacille intestinal augmente, interprétation qui nous paraît contes-

---

(1) Macaigne. *Loc. cit.* (1892), p. p29.

table d'après nos recherches (1) ; elle peut agir enfin directement sur l'organisme et c'est là une des hypothèses les plus vraisemblables, la chaleur paraissant modifier les sécrétions digestives.

Le *froid* n'a pas d'action bien manifeste sur le développement des infections gastro-intestinales. C'est tout au plus si on peut attribuer au coup de froid certaines diarrhées passagères.

Les infections gastro-intestinales sont de tous les *pays*, mais leur fréquence n'est pas partout la même. On a attribué les différences aux variations dans l'*altitude* et dans les *conditions athmosphériques*. Sans doute ces facteurs peuvent avoir leur influence. Mais la principale raison est dans le mode d'alimentation ; elles sont beaucoup plus fréquentes dans les pays où les enfants sont soumis à l'alimentation artificielle que dans ceux où on pratique l'allaitement au sein. C'est ainsi qu'en Norvège, pays où la mortalité infantile est la plus faible (9,76 0/0 chez les enfants de 0 à 1 an) les mères allaitent toutes leurs enfants (A. Johannessen) (2).

Quant au rôle attribué à l'*humidité du sol* et

---

(1) Macaigne, sur 14 colibacilles normaux en trouve 3 virulents (isolés en mai et août). Au cours de nos recherches, nous avons étudié 8 colibacilles isolés d'intestins normaux : 4 étaient virulents et avaient été isolés en janvier et mars.

(2) A. Johannessen. La mortalité des enfants au-dessous d'un an en Norvège. *XIII* *congr. intern. de méd.*, Paris, 1900. *Sect. de méd. de l'enfance*, p. 118.

aux *variations de la nappe d'eau souterraine*, il est fort problématique (1).

La *condition sociale*, la pauvreté des parents, le travail de la mère, *l'insalubrité du logement* sont des causes prédisposantes qui interviennent soit en empêchant l'alimentation au sein, soit en rendant difficile une alimentation artificielle convenablement réglée. Aussi les infections digestives des nourrissons sont-elles plus fréquentes dans la classe ouvrière que dans la classe riche.

L'agglomération des enfants, qu'il s'agisse de l'agglomération urbaine et surtout de l'agglomération dans les crèches ou dans les hôpitaux. favorise les infections digestives (HUTINEL). C'est dans ces groupements que l'on voit éclater de véritables épidémies, souvent à la suite de l'entrée d'un enfant atteint d'infection (BAGINSKY. EPSTEIN, HENOCH, LESAGE. ESCHERICH. FINKELSTEIN. etc.). HUTINEL insiste également sur la présence constante de germes pathogènes dans les salles d'hôpital et sur l'infection rapide ou lente qui s'y fait du tube digestif du nourrisson : il attribue à ces conditions spéciales les insuccès fréquents de l'alimentation artificielle dans les hôpitaux d'enfants.

---

(1) BALLARD (de Leicester) a observé cependant que la mortalité pour gastro-entérite est beaucoup plus grande dans les maisons construites sur un sol poreux que dans celles élevées sur le roc.

C. Rôle de l'alimentation.

L'importance de l'aliment dans l'étiologie des gastro-entérites a fixé l'attention de tout temps.

Chez les enfants nourris au *sein* ces infections sont rares et légères : on a même émis l'opinion. trop absolue d'ailleurs, qu'ils en étaient indemnes (Meissner). D'après Ballard (1), à Leicester, 2 enfants seulement sur 400 atteints de troubles digestifs étaient nourris au sein, d'après Ollivier, 'en en compte environ 8 p. 100; d'après Lesage (2), 11,7 0/0.

Plus fréquentes sont les infections chez les enfants soumis à l'*allaitement mixte,* c'est-à-dire chez ceux qui, à la fois, prennent le sein et reçoivent du lait de vache. Il est probable d'ailleurs qu'un certain nombre des enfants de la catégorie précédente, qui deviennent malades, rentrent dans celle-ci ; souvent une enquête minutieuse révèle qu'ils ne sont pas exclusivement au sein, et qu'ils reçoivent, à titre plus ou moins exceptionnel, du lait de vache ou quelque autre aliment.

Mais ce sont surtout les enfants soumis exclusivement à l'*allaitement artificiel* qui paient le plus riche tribut à l'infection gastro-intestinale. Extrêmement fréquente avant l'emploi du lait stérilisé et encore actuellement dans les pays où l'usage de ce dernier ne s'est pas généralisé, elle

---

(1) Ballard. *British med. association,* août 1883.
(2) Lesage. *Loc. cit., Tr. des mal. de l'enfance,* p. 545.

est loin d'avoir disparu là où il est entré dans la pratique : sur 365 enfants atteints de diarrhée d'été, 98 étaient au lait stérilisé (Lesage) (1). Au moment d'un orage, d'une brusque élévation thermique, on peut voir quelques enfants, nourris comme les autres au lait stérilisé, dans une salle d'hôpital, dans une crèche, faire une poussée d'infection intestinale aigue (Lesage).

Enfin une *alimentation vicieuse* est souvent le point de départ de l'infection gastro-intestinale, si l'on donne trop tôt des aliments que le tube digestif de l'enfant n'est pas apte à digérer ou si l'on donne des aliments de mauvaise qualité, farines alimentaires, viande, fruits, légumes, etc. Point n'est besoin d'insister.

2° Causes déterminantes

Les différents facteurs que nous venons de passer en revue, considérés pendant longtemps comme la cause essentielle des gastro-entérites, ne sont en réalité que des causes prédisposantes des infections gastro-intestinales. La vraie cause déterminante est le microbe, qu'il s'agisse d'un microbe apporté du dehors ou d'un microbe végétant en saprophyte dans la cavité gastro-intestinale. D'où la grande division formulée par Escherich en *diarrhées ou infections ectogènes* et *diarrhées ou infections endogènes*. Cette distinc-

---

(1) Lesage. *Loc. cit. (Œuvre médico-chirurg., p. 29).*

tion, bien qu'un peu trop théorique, n'en mérite pas moins d'être conservée ; si, dans la pratique, il est souvent difficile de séparer ces deux ordres de faits, elle a l'avantage d'être précise et de bien mettre en relief les conditions principales qui régissent l'apparition des infections digestives.

A. INFECTIONS D'ORIGINE ECTOGÈNE.

Dans le groupe des infections d'origine ectogène rentrent les cas dans lesquels les germes pathogènes ne séjournaient pas dans la cavité gastro-intestinale avant l'apparition de la maladie digestive.

Ces germes peuvent provenir de la *cavité naso-bucco-pharyngée*. La cavité buccale s'infecte déjà lors de l'accouchement, pendant le passage de la tête dans le vagin, et BONNAIRE et KEIM (1) ont trouvé dans la bouche du nouveau-né des bacilles et surtout des coccus groupés en diplocoques, plus rarement en longues chainettes. Plus tard apparaissent des streptocoques et d'autres germes. Parmi les plus constants sont les streptocoques : HERZBERG (2), examinant la bouche de

---

(1) BONNAIRE et KEIM, De l'infection canaliculaire de la parotide. Rech. sur la bactériologie de la bouche chez le nouveau-né. *Presse méd.*, 1900, II, p. 61, 1 août.

(2) HERZBERG, Sind inder Mundhœhle mit Frauenmilch ernährter Saüglinge Streptokokken vorhanden ? *Deutsch. med. Wochensch.*, XXIX, p. 17, janvier 1903.

dix nourrissons élevés au sein et bien portants,
a toujours constaté leur présence. Sous l'influence des maladies générales, ces germes pullulent et peuvent devenir virulents. Des germes
virulents existent de même au cours des coryzas,
des angines, des infections buccales (1) des
otites (2). Dans tous ces cas, ils peuvent être
déglutis avec la salive et les mucosités ou infecter
les aliments au passage et devenir la cause de
l'infection gastro-intestinale. Par un mécanisme
analogue peuvent intervenir les *sécrétions bron-
chiques* chargées de germes que l'enfant avale
au lieu de les rejeter au dehors au cours des
bronchites et des broncho-pneumonies (MARFAN,
AVIRAGNET).

D'autres fois les germes peuvent être apportés
à la bouche de l'enfant par les *mains des infirmières*, par les *objets* qui servent à son usage
(biberons, tétines, cuillères, etc)., et de là être déglutis.

Souvent enfin, l'infection exogène est réalisée
par le *lait*, plus rarement par l'*eau de boisson*.

1° *Le lait de la femme saine* n'est pas rigoureu-
sement aseptique, au moins dans les premières
portions qui s'écoulent à chaque tétée, et malgré

---

(1) AVIRAGNET Des troubles digestifs liés à la rhino-
pharyngite et à l'amygdalite chronique *Arch. de méd.
des enfants*, III, 1900, p. 65.

(2) L'infection intestinale à bacille pyocyanique peut
succéder à une infection de l'arrière-gorge ou à une
otite due à ce germe (KOSSEL).

toutes les précautions prises pour le recueillir.
Les germes vivent à l'entrée des canaux galactophores, mais ne pénètrent pas dans l'intérieur de
la glande mammaire, car les portions successives
du lait sont de moins en moins microbiennes. On
a isolé ainsi le *Staphyloccocus pyogenes albus*, plus
rarement le *St. aureus*, et parfois d'autres
germes sans importance (DURANDO DURANTE) (1);
les uns et les autres ne sont que peu ou pas virulents.

En général l'ingestion de ces germes est sans
importance; ils ne tardent pas à disparaître et
nous avons vu qu'ils ne se rencontrent que
rarement dans les selles de l'enfant allaité au
sein et normal. Mais dans certaines conditions
ils peuvent pulluler, et, dans les selles d'enfants
au sein dyspeptiques, MORO (2) a trouvé fréquemment des staphylocoques blancs ou dorés, qui,
d'après lui, joueraient un rôle dans la production
de l'entérite.

L'apport des germes est plus facilement réalisé
quand la nourrice est atteinte d'une infection
de la mamelle ou d'une maladie infectieuse générale. Dans les galactophorites, dans les abcès
du sein, le lait contient des streptocoques ou des
staphylocoques, qui peuvent être la cause d'une
infection gastro-intestinale (DAMOURETTE)(3). Dans

---

(1) DURANDO-DURANTE. *La Pediatria*, janvier 1896.
(2) MORO. *Loc. cit.*, 1900.
(3) DAMOURETTE. *Thèse de Paris*, 1903.

les infections générales. il peut y avoir élimination des microbes par la glande mammaire (par exemple, de streptocoques dans l'infection puerpérale) et infection intestinale consécutive : mais le fait est rare.

2° Quand l'enfant est soumis à *l'allaitement artificiel*, il faut distinguer les cas où le lait est donné sans stérilisation préalable et ceux où on se sert de lait stérilisé.

a. Le *lait cru* (qu'il s'agisse de lait de vache, de chèvre, d'ânesse) contient toujours des germes. Ceux-ci proviennent des canaux galactophores. des souillures du pis de la vache par les excréments, de la malpropreté des mains du vacher ou des vases de la laiterie : quelquefois ils sont dus à une maladie générale ou locale de la femelle laitière : rarement la contamination par l'air doit être incriminée.

Les microbes du lait. peu abondants au moment de la traite, ne tardent pas à pulluler dans des proportions considérables, surtout si la température est élevée. MIQUEL a bien mis ce fait en évidence : un lait qui, 2 heures après la traite, contient 9000 bactéries par centimètre cube en renferme, 24 heures après, plus de 5 millions : la pullulation s'accroît avec la température : 15 h. après la traite un lait contient 100.000 bactéries par centimètre cube à 15 degrés. 72 millions à 25 degrés. 165 millions à 35 degrés.

Les espèces microbiennes rencontrées dans le lait sont nombreuses. Nous allons examiner le rôle que l'on peut leur attribuer dans la pathogénie des infections digestives.

Parmi les microbes du lait, il faut citer au premier rang les agents de la fermentation lactique, qui décomposent le lactose en produisant de l'acide lactique. A côté du *Bacillus lacticus* (PASTEUR), germe peu actif, et de microcoques divers (*Micrococcus lactis I et II* de Hueppe, *Micrococcus acidi lactici* de Marpmann, etc.), la première place appartient aux colibacilles, que l'on rencontre presque seuls dans les laits fermentés (POTTEVIN) (1). Ces colibacilles peuvent être virulents. LESAGE (2) a examiné 100 échantillons de lait ayant subi la fermentation lactique : 28 fois, l'inoculation intra-péritonéale à de petits cobayes de 100 à 300 grammes de 2/3 de centimètre cube du petit lait les a tués en 10 à 14 heures avec présence dans le sang du seul colibacille (24 fois), du colibacille et du Bacillus mesentericus (4 fois) : le colibacille isolé dans tous ces cas en culture pure était virulent aux mêmes doses; de plus le petit lait ou la culture du colibacille en bouillon, filtrés sur porcelaine, étaient toxiques aux doses de 2 centimètres cubes. Ces colibacilles étaient donc virulents et toxigènes. Dans les cas où fut trouvé également le Bacillus mesentericus, celui-ci était peu actif. L'injection des mêmes

---

(1) POTTEVIN, cité par LESAGE. *Loc. cit. (Tr. des mal. de l'enfance*, p. 549

(2) LESAGE, *Loc. cit. (Tr. des mal. de l'enf.* p. 553).

produits dans l'estomac n'a tué que 5 fois les jeunes cobayes en 2 à 3 jours, avec des phénomènes diarrhéiques et généralisation des colibacilles dans l'organisme. Ces expériences de LESAGE montrent donc la présence de colibacilles virulents dans certains laits, et la possibilité d'infections intestinales dues à leur ingestion. Cependant il faut remarquer que les résultats positifs étaient obtenus « avec des laits exposés à l'intérieur des crèches, dans des vases souillés par les mains des infirmières, qui changent les linges des enfants; en un mot ils provenaient de salles où étaient traités des nourrissons atteints de diarrhée. » Il s'en suit que ces conclusions sur le rôle des colibacilles ne peuvent s'appliquer qu'à un nombre de faits relativement restreints. Comme LESAGE le reconnaît lui-même, nous ne savons nullement si, d'emblée, les microbes de la fermentation lactique peuvent acquérir de la virulence. D'ailleurs les laits ayant subi cette fermentation lactique sont très modifiés objectivement et se coagulent par la chaleur; il est donc rare qu'on les fasse ingérer à l'enfant.

Au moins aussi fréquemment que les colibacilles, les streptocoques se trouvent dans le lait. Sur 186 échantillons de lait, LESLIE EASTES (1) les a constatés 106 fois; W. CONN et ESTEN les ont trouvés constamment, H. TISSIER et GAS-

---

(1) LESLIE EASTES. The pathology of milk. *Britisch méd. Journal*, 11 nov. 1899.

ching (1) 8 fois sur 10. Ces streptocoques présentent les mêmes caractères que ceux que nous avons étudiés dans l'intestin. Ils coagulent le lait en formant, aux dépens du lactose, des acides lactique, acétique, formique, valérianique. Le plus souvent le lait qui contient ces streptocoques peut être ingéré impunément par des jeunes cobayes, des jeunes chiens, des jeunes chats, des souris. Cependant Escherich a constaté quelquefois la virulence de tels laits pour la souris, qu'ils tuaient par septicémie streptococcique. Peut être, quand ces germes proviennent d'une mammitte à streptocoques (Nocart et Möllerreau), ont ils une virulence plus grande?

A côté des colibacilles et des streptocoques, on trouve plus ou moins constamment les *Staphylococcus citreus et albus*, le *Bacillus fœcalis alcaligenes*, le *Bac. acidi paralactici*, les *Proteus vulgaris* et *Zenkeri*, les *Bacillus subtilis et mesentericus*, le *Bacillus butyricus*, des *levures*, etc. Aucun de ces germes n'a d'action pathogène. L'ingestion par de jeunes chiens de laits contenant ces germes ne les rend pas malades. (H. Tissier et Gasching).

De toutes ces recherches découle cette conclusion que, le plus habituellement, les microbes du lait sont dépourvus d'action pathogène. Ce

---

(1) H. Tissier et P. Gasching. Recherches sur la fermentation du lait. *Ann. de l'Institut Pasteur*, xvii, p. 540 ; 25 août 1903.

n'est que rarement et dans certaines conditions qu'ils acquièrent une telle action.

Cependant il ne faut pas se borner à rechercher si les microbes du lait sont virulents par eux-mêmes. L'ingestion de laits chargés de tels microbes n'est peut-être pas inoffensive. Il est possible qu'elle devienne le point de départ d'une association pathogène. En examinant (1) des laits recueillis à la crèche de l'Hospice des Enfants-Assistés, après stérilisation à l'appareil Soxhlet, nous avons trouvé dans quelques échantillons des streptocoques en culture pure. En inoculant sous la peau de cobayes un mélange des cultures de ces streptocoques et de colibacilles intestinaux, nous avons pu déterminer la mort de ces animaux alors que les mêmes doses de ces germes inoculées séparément étaient dépourvues de toute virulence; les animaux mouraient par généralisation du seul colibacille. En faisant ingérer le mélange strepto-colibacillaire à de jeunes cobayes, à de jeunes chats et à de jeunes souris, nous avons pu déterminer également, dans certains cas, des infections gastro-intestinales : la culture faite avec le contenu de l'intestin grêle ne donnait que du colibacille et quelques rares colonies de streptocoques ; dans le sang du cœur, il n'y avait que des colibacilles. Sans vouloir tirer des conclusions prématurées de ces faits, il nous paraît intéressant de les com-

---

(1) NOBÉCOURT. *Thèse citée,* p. 74.

parer aux résultats obtenus par METCHNIKOFF (1) dans la production du choléra expérimental ; ce savant en effet a pu le provoquer en faisant ingérer à de jeunes lapins un mélange de vibrions et d'un des microbes dont il a déterminé l'action favorisante (sarcines, torula blanche); les animaux mouraient presque tous et on ne trouvait dans les selles que des vibrions presque en culture pure, les microbes favorisants ayant disparu.

b. L'emploi des *laits stérilisés* pare à l'inconvénient de l'ingestion de microbes avec le lait. La suppression des germes est totale, quand la stérilisation est faite à une haute température (110-115 au minimum); elle n'est que partielle, quand elle est faite à une température inférieure à 100° (méthode de Soxhlet). Si, en effet, à cette température, les germes sont détruits, les spores résistent, et si le lait est placé ensuite dans des conditions favorables à leur développement, elles peuvent germer : ce sont principalement les bactéries protéolytiques qui se comportent de cette façon, et un moyen de les obtenir à l'état de pureté consiste à stériliser d'abord le lait par ce procédé. Il faut savoir en outre que, avant la stérilisation, les microbes peuvent avoir déterminé dans le lait des modifications nuisibles. Il importe donc de bien connaître les conditions

---

(1) METCHNIKOFF. Rech. sur le choléra et les vibrions. *Ann. de l'Institut Pasteur*, 1894, p. 562.

de la stérilisation des laits utilisés dans l'alimentation des nourrissons.

L'usage du lait stérilisé, si on ne se conforme pas d'une façon minutieuse aux règles qui doivent présider à la stérilisation, ne supprime pas complètement la possibilité des toxi-infections d'origine ectogène s'opérant par son intermédiaire.

Celles-ci peuvent être réalisées de plusieurs façons :

1° Contamination du lait, stérilisé dans les meilleures conditions, au moment où on le donne à l'enfant ;

2° Stérilisation à une température insuffisante et pullulation secondaire des germes ayant résisté à l'action de cette température ;

3° Stérilisation faite tardivement après la traite, après que les microbes ont eu le temps de pulluler et de fabriquer des produits toxiques.

Revenons sur ces différents points.

1° Les faits du premier groupe nécessitent une grande attention de la part des personnes chargées de soigner l'enfant. Il faut n'employer que des vases stérilisés, que des tétines soigneusement lavées et bouillies : il faut que les infirmières ou nourrices se lavent les mains avant de les manier ; il faut que les bouteilles de lait ne soient ouvertes qu'au moment des repas et une fois entamées ne soient pas conservées d'un repas à l'autre ; il faut enfin, si l'on coupe le lait, que l'eau employée soit bouillie.

2° La stérilisation du lait à une température

inférieure ou égale à 100°; telle qu'on la réalise par l'ébullition ou par l'appareil de Soxhet-Budin par exemple, nécessite son emploi dans un laps de temps relativement court. Dans ces conditions, en effet, les spores ne sont pas détruites; si le lait est laissé à une température convenable, elles germent et donnent lieu au développement de bacilles qui peuvent être singulièrement nuisibles. On conçoit l'intérêt de cette question.

Pasteur a montré le premier que le lait stérilisé à 100° peut se coaguler tout en restant neutre. Ce phénomène est dû à des microbes, *ferments de la caséine* ou *bactéries protéolytiques*, annihilés dans le lait non bouilli par les ferments lactiques, mais résistant à 100°, et sécrètant une diastase analogue au lab-ferment des jeunes mammifères en lactation, qui coagule le lait en milieu neutre ou alcalin. En outre, ils sécrètent une seconde diastase, la *caséase* (Duclaux) qui redissout la caséine coagulée par la première et la peptonise. Malgré ces transformations, le lait conserve un aspect, une odeur et un goût à peu près normaux.

Flügge (1894) (1) a émis l'hypothèse que ces ferments de la caséine seraient dangereux et causeraient les infections gastro-intestinales encore très fréquentes, bien que l'usage du lait stérilisé se soit généralisé. Ses expériences et

____

(1) Flugge. *Zeitch. f. Hyg. und Infektionskr.*, 1894, XVIII, p. 272.

celles de son élève LUBBERT (1) (1896) sont venues la confirmer. Ces savants ont isolé du lait bouilli 16 espèces bacillaires : 4 sont des bacilles anaérobies obligatoires, qui modifient tellement l'aspect et l'odeur du lait, qu'il se trouve éliminé de la consommation : 12 sont des bacilles aérobies ou anaérobies facultatifs, qui germent à + 22°, et dont 3 sont pathogènes, principalement l'un d'eux, le *Bacillus I* de FLUGGE. Le lait ensemencé avec ce bacille depuis 24 heures et ingéré par de jeunes cobayes et de jeunes chiens (les chiens adultes résistent) détermine une diarrhée mortelle, de la rougeur et de la tuméfaction de la muqueuse intestinale : l'injection intra-péritonéale est également mortelle pour le cobaye ; dans un cas comme dans l'autre les bacilles ne diffusent pas dans l'organisme, la mort est le résultat d'une intoxication par des poisons contenus dans le corps des bacilles et qui n'ont pu en être extraits. Il semble donc bien, d'après ces expériences, que ces germes doivent jouer un rôle.

Les conclusions de FLUGGE et de LUBBERT ne sont cependant pas admises par tous. D'une part DUCLAUX (2) les a attaquées en montrant que ces bacilles peuvent exister normalement en

---

(1) LUBBERT. Toxicité des bactéries peptonisantes du lait. *Zeitsch. f. Hyg. und Infektionskr.*, 1896, XXXII, p. 1.

(2) DUCLAUX. Les laits stérilisés. *Ann. de l'Institut Pasteur*, 1895, p. 281.

grand nombre dans l'intestin sans causer de dommages. D'autre part les expériences plus récentes de Jemma ne sont pas concordantes. Jemma (1) en effet n'a pu isoler du lait stérilisé par la méthode de Soxhlet que trois bactéries, le *Bacillus subtilis*, le *Bacillus mesentericus vulgatus*, le *Bacillus butyricus* de Hueppe ; il a vu que la première et la dernière de ces espèces ne sont pas pathogènes, et que la seconde peut l'être, mais rarement et à fortes doses.

Les résultats si opposés des recherches que nous venons de relater doivent imposer une réserve prudente avant d'en tirer une conclusion ferme. On peut d'ailleurs se demander, si, au cas où ces microbes ingérés seuls sont inoffensifs, ils ne sont pas susceptibles par leur arrivée dans l'intestin de réaliser des associations microbiennes pathogènes ; nous avons, du reste, montré expérimentalement (2) que l'inoculation à des cobayes d'un mélange de Bacillus mesentericus et de colibacilles, isolément dépourvus de virulence, tuait rapidement les animaux, avec généralisation du seul colibacille, que l'on isolait en culture pure du sang du cœur.

3° L'hypothèse que les accidents consécutifs à l'ingestion de lait stérilisé pourraient être dus à

---

(1) R. Jemma. Rech. sur l'action pathogène des microbes du lait désignés sous le nom de ferments de la caséine ou bactéries protéolytiques. *Rev. mens. des mal. de l'enfance*, XVIII, p. 20 ; 1900.

(2) P. Nobécourt. *Thèse, cit.*, p. 78.

une stérilisation faite trop tardivement après la traite a été émise par Marfan (1) pour expliquer les faits de choléra infantile survenant en pareil cas. Pour lui, quand le lait a été stérilisé trop longtemps après la traite (13 à 16 heures), les microbes pullulent pendant ce temps, surtout l'été, et élaborent des toxines que la chaleur ne détruit pas et dont l'absorption cause le choléra. Le lait n'est d'ailleurs pas modifié en apparence, si la production d'acide lactique ne dépasse pas 7 à 8 0/0, taux qui provoque la coagulation.

Sans insister sur l'objection, importante cependant, que les toxines microbiennes sont généralement détruites par les températures élevées, il faut reconnaître que l'hypothèse n'a reçu aucune démonstration expérimentale (2). Une seule fois, dans les expériences de Marfan, l'injection intra-péritonéale d'un lait stérilisé après 48 heures s'est montré toxique pour le cobaye. Les expériences de Lesage, celles de H. de Rotchschild (3), ont été également négatives.

Lesage, soit seul soit en collaboration avec Templier (4), a étudié la toxicité des laits ayant

---

(1) Marfan. *Soc. méd. des hôp.*, 24 juillet 1896.

(2) D'ailleurs Alvarez (1) a observé des cas de choléra infantile bien que le lait ait été stérilisé immédiatement après la traite. (Alvarez. *XIII° congr. intern· de médecine,* Paris 1900. Sect. de méd. de l'enfance, p. 203.)

(3) H. de Rotchschild. L'allaitement mixte et artificiel, Paris, 1898, p. 164.

(4) Templier. De la gastro-entérite des nourrissons (Étude critique). *Thèse de Paris,* 1898.

subi des fermentations à type acide. Dans une première série d'expériences, il a recherché la toxicité de 100 échantillons de lait stérilisé exposés à l'air des hôpitaux Trousseau et de la Charité, où l'on soignait des entérites infectieuses. Le lait se trouvait ainsi ensemencé par le colibacille et par d'autres germes ; il était filtré sur bougie Chamberland et injecté ensuite sous la peau, dans le péritoine ou dans l'estomac de jeunes cobayes pesant moins de 300 grammes. 72 fois la toxicité fut nulle, bien que 61 fois les colibacilles isolés de ces laits fussent virulents ; 26 fois la toxicité fut légère, bien que 4 fois les colibacilles fussent dépourvus de virulence. La toxicité fut également nulle avec 33 échantillons de lait ordinaire exposés à l'air de l'Institut Pasteur, placés ensuite à l'étuve, puis filtrés sur bougie ; ces laits contenaient du colibacille, qui 19 fois était virulent, seul ou associé presque toujours à du bacillus mesentericus, quelquefois à du streptocoque. D'autre part, ensemençant du colibacille normal ou du colibacille virulent sur du lait stérilisé, Lesage n'a jamais constaté de toxicité du petit lait filtré. En résumé les recherches de Lesage ont porté sur 202 échantillons de lait fermenté acide ; or 28 fois seulement (et alors c'était à l'hôpital), le petit lait a été légèrement toxique à la dose relativement forte de 2 centimètres cubes injectés par voie péritonéale, c'est-à-dire par la voie la plus favorable qui ne sert que dans l'expérimentation, car dans la nature la maladie ne suit jamais cette voie.

Templier n'a également jamais constaté de toxicité après filtration des laits sur lesquels, avaient végété du colibacille ou du streptocoque virulents seuls ou associés, du proteus virulent seul ou associé à du colibacille ou à du streptocoque virulents, ou ces trois germes (proteus colibacille, streptocoque virulents), ensemble.

Les résultats sont identiques que les fermentations soient aérobies ou anaérobies (Lesage).

La caséine, qui reste sur le filtre, ne retient pas de produits toxiques, comme le montre l'injection d'eau distillée, d'eau salée physiologique, d'eau alcaline, avec lesquelles elle a été lavée : de même le résidu obtenu par évaporation de l'éther ou de l'alcool avec lesquels on a traité cette caséine, (Lesage) et le beurre extrait par l'éther (Lesage).

On peut donc conclure des expériences de Lesage que si le lait qui a subi la fermentation acide produit après son ingestion des troubles chez les nourrissons, ce n'est pas par intoxication.

Peut-être, à côté de produits toxiques solubles dont l'existence n'a pas été démontrée, y aurait-il à tenir compte de la toxicité des corps bactériens qui se trouvent dans le lait. Jemma et Figari (1) ont montré en effet que l'ingestion de bacillus coli, de bacillus lacticus, de bacilles protéolyti-

---

(1) Jemma et Figari Contributo alla patogenesi delle gastro-entérite dei bambini lattanti. *Clinica moderna.* 1901.

ques détermine chez les jeunes animaux, à dose suffisante, la diarrhée, l'amaigrissement la cachexie et même la mort.

Telles sont les conditions qui peuvent réaliser les infections digestives d'origine ectogène. Possibles à titre d'infections secondaires, au cours de certaines infections locales ou générales, ou à la suite de l'ingestion de lait non stérilisé ou mal stérilisé, elles ne peuvent être admises quand le lait stérilisé est employé suivant une méthode rigoureuse. Dans les cas où l'ingestion de microbes vivants ne peut être incriminée, il ne peut guère s'agir d'une intoxication par les produits résultant de leur végétation dans le lait. Si donc la réalité des infections ectogènes ne peut être mise en doute, elles ne sont pas aussi fréquentes qu'on pourrait le supposer et n'expliquent pas toutes les infections digestives, même quand il s'agit des formes aiguës et en particulier du choléra infantile. D'ailleurs, pour qu'elles se réalisent, il faut presque toujours une prédisposition de l'enfant, et alors. comme elles sont dues presque toujours à des germes saprophytes, il est difficile de faire la part entre elles et les infections endogènes.

B. Infections d'origine endogène

L'étude que nous venons de faire des infections d'origine ectogène permet de soupçonner la large place que tiennent les infections endogènes. Ici il ne s'agit plus de microbes pathogènes arrivant dans l'intestin pour y provoquer la maladie ; ce sont les microbes végétant à l'état normal ou à titre exceptionnel dans l'intestin, qui, sous des influences diverses, y pullulent, acquièrent des propriétés spéciales et provoquent l'apparition des phénomènes morbides.

Les conditions qui déterminent les infections endogènes varient suivant que le nourrisson est au sein ou allaité artificiellement.

1° Quand les enfants sont nourris au sein, c'est la *suralimentation* ou la *mauvaise répartition des tétées* qui provoquent le plus souvent ces infections endogènes. Si on rapproche trop les tétées, comme on le fait souvent quand les enfants crient et ont de l'insomnie, si la nourrice a du lait en abondance, ce qui arrive fréquemment dans l'allaitement mercenaire, quand l'enfant est trop jeune ou trop petit et la nourrice vigoureuse, la surcharge alimentaire en résulte, entraînant des digestions incomplètes et vicieuses, et des troubles dyspeptiques. Ceux-ci se traduisent par des régurgitations habituelles, par des crises de vomissements et de diarrhée, souvent verte, bilieuse, alternant avec des périodes de constipation. En même temps il y a des troubles de la nutrition qui provoquent soit l'amaigrissement soit l'obésité, et qui font que l'enfant résistera moins bien à l'infection gastro-intestinale, consécutive aux modifications du milieu digestif.

7

De la même façon pourront agir les causes qui déterminent des modifications dans le lait, modifications tenant à la présence anormale de substances connues ou inconnues ; au nombre de ces causes, on peut ranger les changements dans l'état de santé et dans le régime de la nourrice, l'usage ou l'abus des boissons alcooliques, de certains aliments, les émotions morales, la menstruation.

2° Avec l'allaitement artificiel, la *suralimentation* est plus fréquente qu'avec le lait de femme, à cause de la plus grande richesse du lait de vache en caséine (1). Par suite de cette richesse du lait de vache, par suite des quantités trop fortes que l'on est amené souvent à en donner, car l'enfant au début le digère bien en apparence et augmente de poids, la suralimentation est réalisée. Tôt ou tard apparaissent des signes de dyspepsie gastro-intestinale, constipation, couleur mastic des matières, de temps en temps diarrhée jaune, panachée de blanc et de vert, vomissements : c'est la *dsypepsie du lait de vache*, prémonitoire

---

(1) Nous ne pouvons insister ici sur les conditions multiples qui font que le lait de vache est moins bien digéré que le lait de femme, ni sur les considérations que suscite la présence de ferments dans les laits Nous avons discuté le rôle de ces ferments dans le travail suivant : Nobécourt et Prosper Merklen. Les ferments du lait Leur nature et leurs propriétés biologiques. Ont-ils un rôle utile dans la nutrition du nourrisson ? *Presse médicale*. 24 et 27 décembre 1902.

ou peut-être déjà symptomatique de l'infection gastro-intestinale endogène.

Ici d'ailleurs, comme avec le lait de femme, des troubles dyspeptiques peuvent être réalisés par des modifications du lait provoquées par l'introduction de diverses substances dans l'alimentation de la vache ou par les maladies de cette dernière.

Dans un milieu de culture tel que le réalise dès lors le contenu de l'intestin, bien différent de celui de l'intestin alors que la digestion est normale, les germes vont pulluler : certains d'entre eux quelquefois vont prédominer sur les autres et acquérir des propriétés spéciales, pathogènes. Les modifications que subit le flore intestinale sous des influences multiples, souvent de minime importance, permettent de s'en rendre compte.

A ce sujet nous rapporterons les expériences de H. TISSIER. D'après cet auteur, la flore normale de l'intestin de l'enfant au sein est formée presque exclusivement de *Bacillus bifidus* et, en quantité minime, de *Bacterium coli commune*, de *streptocoque*, du *Bacterium lactis aerogenes*. Si on donne 5 milligrammes de calomel à un enfant dont la flore est ainsi constituée, on observe, après 12 à 24 heures, une diminution de nombre et l'apparition de formes de souffrance du B. bifidus, d'autre part, une augmentation légère des coccus. Si on redonne alors 5 milligrammes de calomel, les modifications s'accentuent, et, vingt-quatre heures après cette dernière ingestion, la flore est complètement modifiée : le Bacillus bifidus est très diminué et présente des formes de souffrance ; les colibacilles et les streptocoques se sont multipliés, surtout les premiers ; il y a de plus augmentation du nombre total des microbes sans distinction de formes. Si, chez un autre enfant. on pratique un lavage de l'intestin, il y a déjà au bout de 15 à 20 minutes prolifération des colibacilles et des streptocoques, et plus tard altération et diminution des Bacillus bifidus. Dans un cas comme dans l'autre la flore redevient normale au bout de 48 heures.

La flore intestinale de l'enfant nourri au lait de vache stérilisé ou bouilli (il n'y a pas dans les deux cas de différence essentielle) est, d'après H. TISSIER, très complexe, puisqu'il a pu isoler 8 à 9 espèces, parmi lesquelles les 4 espèces des enfants au sein (le Bacillus bifidus est relativement rare) ; ce sont le *Bacillus acidophilus*, le *Bacillus exilis*, le *Staphylocoque blanc*, la *Sarcina minuta*, la *levure blanche* ; aucune de ces bactéries n'est prédominante. Après l'ingestion de calomel ou le lavage de l'intestin comme précédemment, la plupart des espèces diminuent ou disparaissent, les colibacilles et les streptocoques pullulent et prédominent. Ce n'est qu'après 60 heures que l'aspect redevient normal. Au total l'action est plus intense et plus durable que chez le nourrisson au sein.

De ces expériences découle cette conclusion que la modification de la flore est secondaire et sous la dépendance de la diarrhée provoquée.

Dans le cas présent elle ne conduit pas à l'infection car la modification n'est que passagère, et l'agent modificateur peu actif. Mais si cet agent est plus actif, s'il agit d'une façon plus prolongée, on conçoit que ces germes puissent intervenir à leur tour et réaliser l'infection gastro-intestinale.

Dans les infections gastro-intestinales on observe en effet des aspects analogues de la flore, comme l'ont montré les recherches de la plupart des bactériologistes. Il est vrai que, d'après H. Tissier, on trouve *presque toujours* en pareil cas des espèces nouvelles différentes de celles qui existent à l'état normal. Mais ce sont là des recherches en cours qui méritent confirmation : généralement ces espèces ne prédominent pas sur les autres, leur rôle pathogène n'est pas démontré, et on peut très bien admettre qu'elles apparaisse secondement à la diarrhée, justement parce qu'elles trouvent dans l'intestin modifié d'une façon plus grande et plus durable un meilleur terrain de culture.

Somme toute, à l'heure actuelle, la notion d'infection d'origine endogène nous semble devoir être conservée.

D'avis général, les infections gastro-intestinales du nourrisson relèvent donc de deux ordres de causes : 1º elles sont dues à l'apport dans l'intestin de microbes pathogènes (infection d'origine ectogène), provenant soit de l'extérieur soit du naso-pharynx ou de la bouche; 2º il s'agit

de la pullulation et de l'acquisition de propriétés
pathogènes par des microbes qui vivent dans
l'intestin à l'état normal (infection d'origine
endogène), sous l'influence de diverses causes et
en particulier d'un état de dyspepsie gastro-
intestinale lié à une alimentation défectueuse
(lait de vache, suralimentation, etc.). Souvent
du reste l'infection endogène prépare l'infection
ectogène qui ne se réaliserait pas sans elle.
D'ailleurs la réalisation de ces infections n'est
vraisemblablement pas le fait de la seule modification des germes intestinaux; elle relève probablement aussi pour une part de la diminution de
résistance de l'organisme vis-à-vis des germes provoquée par l'auto-intoxication d'origine dyspeptique et par les facteurs que nous avons énumérés.

*
* *

Après avoir vu comment l'infection gastro-intestinale se réalise, il nous faut rechercher comment les microbes du tube digestif agissent pour
déterminer la maladie.

Tantôt les germes restent cantonnés dans la
cavité de l'intestin, tantôt ils envahissent la muqueuse plus ou moins profondément, tantôt enfin
ils se généralisent dans l'organisme. Nous avons
déjà vu que la septicémie n'était pas un phénomène fréquent ; nous reviendrons sur ce point à
propos des altérations des différents organes ;
d'ailleurs la constatation de microbes au niveau
des organes n'est pas toujours la preuve qu'ils y

soient venus de l'intestin ; fréquemment les germes envahissent les organes affaiblis par d'autres voies, voies respiratoires, voies urinaires, canaux excréteurs des glandes. Quant à la distinction entre l'infection du contenu intestinal (chymus infection, ESCHERICH) et l'infection de la paroi intestinale, elle a un intérêt plus théorique que réel, et en clinique il est difficile de faire un départ précis entre ces deux modalités.

Quand les microbes restent localisés à l'intestin, on admet d'une façon générale qu'ils agissent par intoxication. Mais la réalité et la nature de cette intoxication ne sont guère encore précisées.

Pour démontrer l'existence de l'intoxication d'origine intestinale, il faut étudier : 1° la toxicité du contenu de l'intestin, 2° la toxicité des humeurs de l'organisme, 3° la toxicité urinaire.

1° L'étude de la *toxicité du contenu de l'intestin* ne conduit à aucune notion précise. CZERNY (1) n'a pas trouvé toxiques les matières fécales diarrhéiques stérilisées par le chloroforme. HAUSHALTER et SPILLMANN (2) ont montré que la toxicité fécale au cours des gastro-entérites est très variable, qu'il s'agisse de formes aiguës ou de formes chroniques : en injectant sous la peau ou dans les veines du lapin un mélange d'extrait alcoolique et d'extrait aqueux des fèces, ils ont

---

(1) CZERNY. — Zur Kenntniss der Gastro-enteritis im Saüglingsalter. *Jahrb. f. Kinderh.* 1897, XLIV.

(2) HAUSHALTER et L. SPILLMANN. *Loc. cit.*

constaté que généralement la toxicité des matières diarrhéiques ne dépasse pas celle des matières normales. MARFAN et BARBIER ont noté des faits où la toxicité existait, mais d'une façon exceptionnelle ; d'ailleurs le procédé de BARBIER, qui injecte dans les veines des matières fécales filtrées sur papier, manque de précision.

Donc les matières fécales, au cours des infections digestives, sont dépourvues de toxicité. On pourrait objecter que les produits toxiques ont été résorbés dans leur trajet intestinal. Il n'en est rien, puisque LESAGE (1) a constaté la non toxicité du contenu de l'intestin filtré sur bougie ; cependant dans un cas d'infection aiguë le raclage de la muqueuse traité par l'eau était toxique alors que le contenu intestinal ne l'était pas. Cette question mériterait d'être approfondie.

2° La *toxicité des humeurs de l'organisme* ne peut guère être étudiée à cause du peu de sang qu'il est possible de se procurer. Aussi ne possédons-nous pas de données précises à ce sujet.

3° L'étude de la *toxicité urinaire* donne des renseignements plus précis. LESNÉ (2) a vu que, dans les formes aiguës graves, à urines foncées, denses et rares, elles tuent le lapin à la dose de

---

(1) LESAGE. *Loc. cit*, (Œuvre médico. chirug.)

(2) LESNÉ. Etude de la toxicité de quelques humeurs de l'organisme, au point de vue expérimental et clinique. *Thèse de Paris*, 1899.

18 cc. par kgr. en injection intra-veineuse, (24 cc. après correction de l'erreur due à l'osmonocivité), au lieu de 80 cc. et 100 cc. pour les urines normales, et le cobaye à la dose de 1/20 cc. en injection intra-cérébrale, au lieu de 1/2 cc. Dans les formes aiguës bénignes et dans les formes chroniques, où les urines sont claires, la toxicité n'est guère accrue.

Donc, dans certaines formes d'infections intestinales, la toxicité urinaire est augmentée, ce qui démontre d'une façon indirecte la production de produits toxiques dans le tube digestif, l'intestin étant la source la plus considérable des poisons urinaires.

Quant à la nature de ces produits toxiques, toxines microbiennes, produits de décomposition des substances alimentaires, etc., elle est encore peu élucidée. Nous avons vu combien peu toxiques étaient les cultures des germes le plus habituellement isolés de l'intestin dans les états infectieux. Il nous reste à examiner le rôle des produits provenant de la transformation des substances alimentaires: ils ont pour origine, les uns les matières albuminoïdes, les autres les sucres ou les graisses.

Les produits de décomposition des matières azotées sont principalement l'hydrogène sulfuré, l'indol, l'ammoniaque. L'hydrogène sulfuré n'est formé qu'en trop faible quantité pour être nuisible. L'indol n'est pas toxique: absorbé il est transformé par le foie en indican qu'on retrouve dans l'urine. A l'ammoniaque, Baginsky attribue un rôle important.

Les produits résultant de l'action des microbes sur les sucres et les graisses sont des produits acides, auxquels Czerny et ses élèves font jouer la principale action.

1° *Théorie de l'intoxication ammoniacale.* — Baginsky admet que les microbes saprophytes de l'intestin (colibacille, bacterium lactis aérogenes, proteus) déterminent, par suite de la surcharge gastro-intestinale, des fermentations qui aboutissent à la formation d'ammoniaque et des produits de la série ammoniacale. Ces substances déterminent l'inflammation de la muqueuse et l'auto-intoxication de l'organisme, qui, ainsi affaibli, ne peut plus résister aux infections secondaires.

Lesage objecte à cette théorie que, généralement, le contenu de l'intestin est acide.

2° *Théorie de l'intoxication acide.* — Ad. Czerny (1) a été amené à la théorie de l'intoxication acide par l'étude des troubles gastro-intestinaux qui surviennent chez les nourrissons suralimentés, qu'ils soient au sein ou au lait stérilisé, et qui conduisent à l'athrepsie, parce que des expériences préalables lui avaient démontré qu'il n'y a pas, en pareil cas, de poisons formés dans l'intestin. En effet, il n'avait obtenu aucun résultat par l'injection intra-veineuse au lapin de lait de femme ou

---

(1) Czerny. Zur Kenntniss der Gastro-enteritis im Sauglingsalter. *Iahrb. fur Kinderheilk.*, 1897. XLV.

de vache soumis à la digestion pancréatique sous le chloroforme, de lait ensemencé avec les matières rectales diarrhéiques et stérilisé par le chloroforme ou par la chaleur, de matières diarrhéiques stérilisées par le chloroforme.

La base de la théorie repose sur le fait, démontré par WALTER (1877), STADELMANN, MINKOWSKI, etc., que l'intoxication acide s'accompagne d'une augmentation marquée de l'azote ammoniacal dans l'urine, les acides de l'économie se combinant à l'ammoniaque pour former des sels ammoniacaux qui passent directement dans l'urine. Mais il faut savoir que cette augmentation de l'ammoniaque urinaire peut tenir également à des troubles de la fonction hépatique, le foie ayant la part la plus importante dans la transformation de l'ammoniaque en urée.

Or, au cours des gastro-entérites des nourrissons, A. KELLER (1) a constaté que l'ammoniaque augmente beaucoup et que le rapport de l'azote ammoniacal à l'azote total passe de 3 0/0 à 9 0/0 dans les dyspepsies légères, à 30 0/0 dans les dyspepsies graves, à 40, 5 0/0 dans les gastro-entérites, et que l'ascroissement] coïncide avec l'aggravation des troubles digestifs, la diminution avec leur amélioration. Cette augmentation de l'ammoniaque urinaire n'est pas le fait d'un

____

(1) A. KELLER. Elimination d'ammoniaque dans la gastro-entérite des nourrissons. *Centralbl. fur inn. Medicin*, 1896, n° 42, p. 1081.

trouble de la fonction uréopoiétique du foie, mais de l'augmentation de l'acidité des humeurs, car d'une part KELLER (1) a montré que, à la suite de l'ingestion expérimentale de carbonate d'ammoniaque, l'urée augmente chez les nourrissons atteints de gastro-entérite, et d'autre part HYMANS VAN DEN BERGH (2) a observé que l'ingestion quotidienne de 2 à 5 grammes ,de bicarbonate de soude diminue chez ces malades l'excrétion d'ammoniaque.

Cette intoxication acide est créée par des acides formés surtout aux dépens des graisses alimentaires, les matières albuminoïdes et le lactose n'ayant qu'une minime influence (CZERNY et KELLER) (3). Elle agit en diminuant l'alcalinité du sang et des tissus, et par suite leurs propriétés bactéricides ; c'est pourquoi les malades résistent moins aux infections.

Les recherches de CZERNY et de ses élèves ont été malheureusement controuvées par celles de BENDIX (4), qui a démontré que l'ammoniaque

---

(1) KELLER. Einfluss der Zufuhr von Ammoniaksalzen auf die Harnstoffausscheidung. *Jahrb. f. Kinderheilk*, 1898.

(2) HIJMANS VAN DEN BERGH. Einfluss von Alkaliinfuhr auf die Ammoniakauscheidung *Jahrb. f. Kinderheilk*, 1897

(3) CZERNY et KELLER. Zur Kenntniss der Gastro-enteritis im Sauglingsalter. — Saurebildung. *Jahrb. f. Kinderheilk.*, 1897.

(4) BENDIX. *Jahrb. f. Kinderheilk.*,1898. XLVI.

se formait dans les récipients où l'on recueille l'urine, presque immédiatement et malgré l'emploi du chloroforme, de la glace, etc. Les preuves qu'ils ont donné de l'intoxication acide n'étaient donc pas valables.

D'autre part, à côté du rôle de l'acidose alimentaire, celui du foie, qui est fréquemment altéré dans les infections gastro-intestinales, et des tissus en général, n'est pas négligeable, la conséquence de cette altération étant la diminution de la synthèse d'oxydation qui aboutit à la formation de l'urée. En effet, comme l'a montré PFAUNDLER (1), les affections gastro-intestinales n'aboutissent pas plus souvent à l'élimination d'ammoniaque en excès que les autres maladies graves de l'enfance.

Les travaux de E. TERRIÉN (2) semblent cependant confirmer l'existence de l'intoxication acide. Il s'est attaché à doser l'acidité du sang par le procédé de LANDOIS, modifié par DROUIN, et a vu varier le titre alcalimétrique du sang au cours des gastro-entérites. Dans les cas où celles-ci ont duré quelques jours, le titre alcalimétrique du sang est notablement abaissé, ce qui indique une augmentation de l'acidité du sang ;

---

(1) PFAUNDLER. Ueber Stoffwechselstorungen bei magendarmerkrankungen Saüglingen. *Jahrb. f. Kinderheilk.* 1901.

(2) E. TERRIEN. L'intoxication dans la gastro-entérite des nourrissons. *Rev. mens. des mal. de l'enfance.* XVIII, p. 577, décembre 1900.

celle-ci augmente avec la diarrhée et diminue avec elle; elle est diminuée par les lavages de l'estomac.

Mais, pas plus que l'ammoniaque, les divers acides lactique, acétique, formique, succinique, valérique, ne sont toxiques, LESAGE l'a montré pour l'acide lactique, qui constitue d'ailleurs un agent thérapeutique inoffensif. MARFAN et LÉON BERNARD (1) ont pu injecter à des animaux sous la peau ou dans le péritoine des doses élevées d'acide butyrique, sans provoquer d'autres phénomèmes que l'apparition d'escarres.

L'intoxication acide n'intervient que d'une façon indirecte en modifiant l'organisme, et en diminuant sa résistance aux maladies, comme l'a montré BOUCHARD et comme l'ont prouvé CHARRIN, GUILLEMONAT et LEVADITI (2) par leurs expériences : les animaux ayant reçu des doses faibles mais répétées d'un mélange d'acides lactique, oxalique, citrique, meurent plus rapidement que les témoins à la suite de l'inoculation du bacille pyocyanique, ont des réactions leucocytaires locales moins intenses, un sérum moins bactéricide.

L'intoxication acide, résultat de fermentations digestives anormales, prédispose donc l'orga-

---

(1) MARFAN *Loc. cit*, *Rev. mens. des mal. de l'enfance*, 1899, p. 353.

(2) CHARRIN, GUILLEMONAT et LEVADITI. Action des matières minérales et des acides organiques sur les variations de la résistance aux maladies et les modifications de l'économie. *Soc. de biol.*, 29 juillet 1899.

nisme à l'action des germes intestinaux : elle joue un rôle dans la genèse des troubles généraux qui affectent le nourrisson qui y est soumis ; mais elle ne saurait être invoquée dans tous les cas et n'explique pas les phénomènes infectieux observés au cours des gastro-entérites.

En résumé, qu'il s'agisse d'une infection ectogène ou d'une infection endogène du tube digestif, les microbes agissent d'une façon complexe.

Tantôt ils restent localisés à l'intestin, envahissant ou non la paroi, et agissent en produisant des phénomènes d'intoxication générale, qui relèvent soit de toxines microbiennes, soit de produits de décomposition des substances alimentaires (matières albuminoïdes, matières sucrées, matières grasses). Il n'est pas toujours facile de faire le départ des unes et des autres.

Tantôt l'organisme est envahi par l'agent pathogène : il s'agit généralement de formes aiguës, graves. Cependant une de ces formes, le choléra infantile, particulièrement grave, est généralement regardée comme relevant de l'intoxication, auto-intoxication ou intoxication exogène.

VI

FORMES CLINIQUES ET ANATOMIQUES

Si l'étude étiologique et pathogénique des infections gastro-intestinales des nourrissons démontre la complexité des faits, l'expression symptomatique et anatomique de ces infections est par contre beaucoup plus simple. Les symptômes et les lésions qui traduisent l'atteinte de l'organisme et sa réaction aux agents vulnérants sont relativement peu nombreux et peu variés ; cependant leur description nécessite la division en plusieurs types cliniques. La classification de ces types peut reposer sur des bases diverses ; on peut l'établir sur l'anatomie pathologique, sur l'étiologie, sur la bactériologie, sur l'évolution.

Nous n'insisterons pas pour le moment sur les divisions anatomiques, qu'admettent principalement les médecins allemands. Nous verrons, en étudiant les lésions, que, sauf pour un certain nombre de cas bien tranchés, on ne peut trouver dans cette étude la base d'une classification utile au clinicien.

Les notions étiologiques sont également insuffisantes. Nous avons distingué des infections endogènes et des infections ectogènes ; cette division est exacte et d'une grande utilité au point de vue nosographique : mais elle ne peut servir à la description de la maladie, car dans l'un et l'autre cas les types cliniques observés peuvent être identiques. C'est tout au plus si l'on peut dire que telle forme relève d'un mode d'infection plutôt que d'un autre, mais sans aucune certitude en dehors de l'enquête sur les conditions de sa genèse.

La bactériologie ne constitue pas une base meilleure. Quels que soient le ou les germes qui interviennent, l'expression symptomatique et anatomique présente des analogies telles qu'en dehors de l'étude soigneuse faite au laboratoire le clinicien ne peut dire en présence de quels germes il se trouve. Il est facile de s'en rendre compte, quand on voit le bacille d'EBERTH déterminer à cet âge une maladie qui ressemble tellement aux infections que nous décrivons, aussi bien au point de vue clinique qu'au point de vue anatomique, que seuls le plus souvent la réaction de WIDAL ou l'ensemencement des organes permettent de la caractériser. On a décrit cependant des infections à colibacilles, à streptocoques, à staphylocoques, à bacilles pyocyaniques, etc. Mais cette étude a surtout de l'intérêt au point de vue de l'histoire naturelle des germes et des multiples affections qu'ils peuvent engendrer. Chaque germe peut, en effet, déterminer les différentes variétés de la maladie : ce n'est pas tant lui qui est à considérer que sa virulence, son pouvoir toxigène, sa quantité.

Ces facteurs, auxquels il faut joindre le mode de réaction de l'organisme infecté, règlent l'intensité et la durée du processus, qui sont les éléments cliniques les meilleurs à l'heure actuelle, d'une classification. Aussi conserverons-nous la division que nous avons adoptée au chapitre précédent en :

A. Infections aiguës et subaiguës.

B. Infections chroniques.

Dans les formes aiguës et subaiguës, on peut distinguer quatre variétés :

1º Forme légère.

2º Forme pyrétique.

3º Forme algide ou choléra infantile.

4º Forme dysenteroïde ou muco-membraneuse.

A. Infections gastro-intestinales aiguës et subaiguës

1º Forme légère. (*diarrhée catarrhale*, West ; *catarrhe dyspeptique*. Escherich). — Cette forme constitue le degré minimum de l'infection gastro-intestinale : elle est d'ailleurs difficile à délimiter des simples troubles dyspeptiques, à la limite desquels elle se trouve. L'enfant vomit le lait qu'il prend, plus ou moins longtemps après l'ingestion : ce lait est souvent teinté en jaune ou en vert par la bile : le vomissement, en général peu abondant, cesse quand on supprime l'alimentation. Il y a de la diarrhée, habituellement légère, caractérisée par quatre ou cinq selles dans les 24 heures, liquides, jaunes ou en partie mélangées de jaune et de vert, contenant des grumeaux blanchâtres de caséine mal digérée, du sucre, de l'albumine coagulable par la chaleur, du mucus, quelques globules de pus.

L'abdomen est légèrement météorisé.

Il n'y a pas de fièvre, ou à peine une légère élévation de la température (38°). L'état général paraît peu touché, quoique l'amaigrissement soit marqué. Rapidement, le traitement amène la rétrocession des accidents. Mais si on n'intervient pas, cette forme légère peut être le point de départ d'une infection plus intense et plus grave.

2° **Forme pyrétique.** — Cette forme a été décrite par SÉVESTRE, LESAGE, etc. Souvent précédée des symptômes de la forme précédente, elle a généralement un début assez brusque, la température atteignant rapidement 39 ou 40 degrés.

Dès l'abord, on se rend compte qu'on est en présence d'une affection sérieuse. L'enfant est agité, privé de sommeil : rapidement les yeux s'excavent, la peau perd de sa souplesse et de son élasticité, devient sèche et chaude.

La langue, d'abord saburrale, devient sèche et rouge. Les vomissements existent ou non, alimentaires et bilieux. Les selles, plus ou moins fréquentes, sont liquides, vertes ou jaunes, acides, glaireuses : souvent il y a de véritables poussées biliaires, principalement au début. Le ventre est météorisé, sensible à la palpation, qui provoque parfois les cris de l'enfant.

L'évolution est variable. Généralement la fièvre persiste autour de 39 à 40 degrés; puis elle s'abaisse progressivement pour disparaître au bout de 4, 5 ou 6 jours. En même temps la diarrhée diminue et tout rentre dans l'ordre. D'autres fois, la durée est plus longue, et la courbe thermique peut simuler celle d'une infection typhique. Inversement la fièvre peut être minime et on observe toutes les transitions entre cette forme et la forme légère.

La terminaison n'est pas toujours aussi rapide. Après un abaissement de 1° ou 2°, la fièvre peut persister quelque temps avec des selles diarrhéiques plus ou moins fréquentes. De temps en temps, provoquée ou non par une faute dans la réalimentation, la diarrhée augmente et la température s'élève de nouveau. L'infection a tendance à passer à l'état subaigu et à devenir chronique.

D'autres fois, la fièvre disparait rapidement et même fait place à l'hypothermie, s'accompagnant des phénomènes généraux et locaux, qui caractérisent la forme suivante.

3° **Forme algide**. — C'est elle que Parrish, Devees, Trousseau ont décrit sous le nom de *choléra, infantile*, Bouchut sous celui d'*entérite cholériforme*, Parrot sous celui d'*athrepsie aiguë*. Elle s'observe surtout pendant la saison chaude, principalement dans les quatre premiers mois de la vie ou vers la fin de la première année, chez les enfants allaités artificiellement ou au moment du sevrage.

L'affection débute en pleine santé, ou bien, et c'est là le cas le plus fréquent, est précédée de troubles digestifs plus ou moins accentués. Le début est marqué par des vomissements, d'ailleurs inconstants, et de la diarrhée. Cette diarrhée est le symptôme prédominant : constituée d'abord par le résidu des digestions intestinales, elle devient rapidement profuse, aqueuse, incolore, alcaline ou neutre. Le ventre se déprime, devient mou, flasque, tandis qu'il est habituellement météorisé dans les formes précédentes. L'enfant est agité, pousse des cris, remue continuellement la tête et les membres, qui par suite des frottements peuvent s'excorier. A ce moment-là il n'y a pas encore d'hypothermie : on note même quelquefois une élévation de la température centrale qui peut atteindre 38° ou 39°, tandis que la température périphérique reste à peu près normale.

Par suite de la déperdition aqueuse et de la toxi-infection générale, l'algidité ne tarde pas à apparaître. La température périphérique s'abaisse à 36°, 35°, 34°, tandis que la température centrale reste plus élevée, son abaissement étant moins rapide. Le collapsus fait place à l'agitation, les yeux s'excavent, le nez s'effile ; il y a tendance à la cyanose ; les paupières restent immobiles et recouvrent incomplètement les yeux : les membres deviennent raides, la peau est figée.

comme gelée (sclérème). Les fontanelles se dépriment. La respiration est irrégulière, difficile.

Les phénomènes vont en s'accentuant et la mort survient en quelques heures ou en 2, 3, 5 jours dans l'algidité et le collapsus. Cependant quelquefois on observe, dans les heures qui précèdent la mort, une élévation thermique.

Dans les cas favorables, la chaleur reparaît, la diarrhée cesse et l'enfant revient à la santé; quelquefois il se produit une crise de diarrhée verte, en rapport avec une poussée biliaire. Souvent alors apparaît une complication : broncho-pneumonie, méningite, néphrite, etc.

Le mort est la terminaison la plus fréquente; elle survient dans les trois quarts des cas (RILLIET et BARTHEZ), dans la moitié des cas (WIDERHOFFER). Le pronostic dépend beaucoup du traitement et du moment où on a pu commencer à l'appliquer.

4º **Forme dysenteroïde** ou **muco-membraneuse**. — Cette forme ne s'observe guère avant un an ou quinze mois. Elle se montre chez des enfants habituellement constipés, trop nourris ou nourris avec des aliments indigestes, quelquefois à la suite d'une rougeole, d'une scarlatine. Elle correspond à l'*entérite folliculaire* des Allemands.

L'enfant est pris plus ou moins brusquement de vomissements alimentaires, puis muco-bilieux. La fièvre apparaît, les selles deviennent liquides, d'odeur putride, d'abord constituées par les résidus alimentaires: puis ce sont des émissions de matières muqueuses. mousseuses, souvent sanguinolentes, qui se font par petites quantités et sont douloureuses. L'enfant est anxieux, agité ; la bouche est sèche, les lèvres se fendillent ; il y a souvent des aphtes. Le ventre est mou, rarement ballonné, douloureux à la palpation ; la douleur est quelquefois plus intense au niveau de la fosse iliaque et peut simuler celle de l'appendicite. Puis les accidents augmentent d'intensité, la fièvre persiste ou fait place à l'hypothermie, la dyspnée apparaît et le malade meurt, souvent au milieu de complications cutanées (érythèmes) ou méningées.

Dans les cas favorables, sous l'influence du traitement, les symptômes généraux s'amendent, les selles s'améliorent, tout en gardant longtemps leurs caractères. La convalescence est longue et souvent entrecoupée de rechutes.

Il y a des *cas subaigus,* avec fièvre modérée. Les selles ont les mêmes caractères, quelquefois elles sont mélangées de pus. Ces états peuvent aboutir à une véritable cachexie.

Enfin, dans certains cas, la diarrhée fait défaut, les selles sont putrides, muqueuses, sanguinolentes ; mais « pourtant les phénomènes généraux ont une gravité telle, l'altération des traits est si accentuée, que l'on peut, avec assez de raison, appliquer à ces cas la dénomination de *choléra sec.* »'(HUTINEL) (1) Ce choléra sec ne s'observe guère avant les périodes du sevrage.

---

(1) HUTINEL. Entérocolites aiguës avec accidents graves chez les enfants choléra sec). *Semaine médicale,* 22 janvier 1899.

B. Infections gastro-intestinales chroniques.

L'infection intestinale chronique peut survenir d'emblée ou être précédée de poussées plus ou moins répétées des formes aiguës que nous avons décrites. C'est à son propos que la différenciation avec la dyspepsie gastro-intestinale chronique n'est pas toujours facile à établir : provoquées l'une et l'autre par une alimentation vicieuse, elles mêlent fréquemment leurs effets.

Peu à peu les digestions deviennent pénibles, des vomissements surviennent, les selles se modifient, la fièvre apparaît, continue ou par poussées, la courbe ascensionnelle des poids fait place à une courbe stationnaire ou décroissante.

Les vomissements se répètent plus ou moins régulièrement et ne sont d'ailleurs pas constants. Ils surviennent de quelques minutes à une heure après les prises de lait ; ils sont constitués par du lait caillé, et sont très acides, par suite de la présence en abondance d'acides de fermentation. Il y a en même temps flatulence et renvois de gaz fétides.

Les selles présentent un aspect variable. Tantôt l'enfant est constipé : il a des selles fermes, blanches, fétides, semblables à du mastic ; souvent ce sont des masses dures, qui encombrent le gros intestin. Tantôt il a de la diarrhée blanche, contenant des grumeaux de lait mal digéré. Tantôt ce sont des selles mélangées, panachées de vert et de jaune. La coloration blanche est due pour une part aux modifications de la sécrétion biliaire, à l'hypocholie pigmentaire, pour une autre part à l'excès de graisse (GILLET, MARFAN). Souvent il y a du mucus. Les selles varient d'ailleurs suivant les périodes : il y a des alternatives de constipation et de diarrhée. De temps en temps, au moins dans les premières périodes, il y a des poussées de diarrhée verte biliaire, qui deviennent de plus en plus rares à mesure que la maladie avance.

L'examen de l'abdomen montre que celui-ci est augmenté de volume. Il peut être distendu par les gaz, météorisé : en pareil cas, on peut le voir s'affaisser rapidement à la suite d'un lavage de l'intestin. Mais même alors il reste gros, étalé, mou, pâteux : on perçoit du gargouillement, ou des coprolithes au niveau du côlon. Cette distension de l'abdomen, due pour une faible part à la dilatation de l'estomac, relève surtout de la dilatation et de l'allongement de l'intestin. Cliniquement la dilatation de l'estomac est souvent difficile à apprécier : il ne faut pas se lier absolument au clapotage dans la région épigastrique et sus-ombilicale, car celui-ci se produit peut-être plus souvent dans le côlon que dans l'estomac.

De temps en temps, il y a des poussées fébriles, le thermomètre atteignant 38°5-39°, qui durent quelques jours puis disparaissent : souvent c'est après une période de constipation qu'elles apparaissent en même temps que la diarrhée se montre ou s'exagère.

Ces troubles digestifs ne sont pas sans retentir sur l'état général. Les enfants sont pâles, apathiques, indifférents; de temps en temps, surtout au moment des poussées, ils sont maussades, crient facilement, probablement à cause des coliques qu'ils ressentent. Ils perdent l'appétit, ou ont un appétit irrégulier, Ils maigrissent et finalement tombent dans un état cachectique. Avant 3 mois, on a le tableau de l'*atrophie*, de l'*athrepsie*. Plus tard apparaît le *rachitisme*. En pareil cas, l'amaigrissement peut manquer ; au contraire l'enfant peut garder un embonpoint assez marqué et même acquérir un certain degré d'obésité ; souvent les enfants trop gros, suralimentés, sont atteints d'infection gastro-intestinale chronique.

Tel est, d'une façon générale, la symptomatologie des infections gastro-intestinales des nourrissons. Nous reviendrons plus loin sur certains des symptômes que nous avons décrits et en étudieront d'autres que nous avons passés sous silence, ainsi que les manifestations qui peuvent survenir avec une fréquence plus ou moins grande du côté des différents appareils.

Mais auparavant il nous faut décrire les lésions de l'intestin que l'on constate à l'autopsie.

Lésions de l'intestin
dans les infections digestives

L'étude bactériologique des infections gastro-intestinales des nourrissons (la tuberculose, la fièvre typhoïde, la syphilis mises à part) montre qu'elles relèvent de germes multiples, tantôt isolés, tantôt associés, la plupart saprophytes. Il ne faut donc pas s'attendre à trouver à l'autopsie des lésions caractéristiques, comme le sont celles de l'infection tuberculeuse ou éberthienne. Un même germe, colibacille, streptocoque ou autre, peut réaliser les différents types de lésions que nous allons décrire ; peut-être quelques-uns ont-ils une tendance à produire certains d'entre eux, par exemple le streptocoque à léser l'appareil folliculaire ; mais il n'y a là rien de pathognomonique.

Les lésions, chez les nourrissons, siègent d'une façon générale à la fois dans l'estomac et dans l'intestin : d'où le terme de *gastro-entérite* qui est, pour ainsi dire, le synonime de celui d'infection gastro-intestinale. Ces lésions prédominent toujours à la fin de l'iléon et sur le gros intestin : chez le tout jeune, la localisation à un segment est plus rare qu'après le sevrage ; cependant on peut observer une localisation plus spéciale au gros intestin, des *colites*.

L'inflammation porte principalement sur la *muqueuse* : elle frappe d'une façon diffuse ses divers éléments : épithélium de revêtement et épithélium glandulaire, tissu interstitiel et vaisseaux, appareil folliculaire. Ce qui règle le degré et l'importance des lésions, c'est l'intensité et la durée du processus, liées elles-mêmes à l'activité de l'agent pathogène. La grande division clinique des infections digestives en infections aiguës et subaiguës et infections chroniques peut donc être adoptée pour leur étude anatomique. Cette division n'a d'ailleurs rien d'absolu ; il existe des intermédiaires et des formes de transition ; les infections suraiguës et aiguës peuvent survenir au cours des infections subaiguës et chroniques, et celles-ci être l'aboutissant d'infections aiguës.

Dans tous ces cas, les lésions sont diffuses avec prédominance sur l'épithélium, constituant pour cette raison le cadre des inflammations *catarrhales*. Il est des cas, par contre, où les lésions, à évolution souvent subaiguë, prédominent sur l'appareil folliculaire : c'est *l'entérite folliculaire* des Allemands.

A. **Infections aiguës**. — Dans les *cas suraigus*, l'estomac et l'intestin, de coloration pâle à leur surface externe, ont leur muqueuse un peu rosée ou de teinte hortensia, comme dans le choléra asiatique (LESAGE). Dans les *cas aigus*, l'aspect extérieur est le même ; mais la muqueuse est pâle et présente par places un piqueté congestif et même hémorragique, qui prédomine au sommet des villosités et des valvules. Dans un cas comme dans l'autre, les follicules clos et les plaques de PEYER peuvent être normaux ou hypertrophiés ;

mais l'existence et le degré de cette hypertrophie sont très variables : rarement elle est très intense.

L'examen histologique montre la desquamation et l'altération des cellules épithéliales de revêtement et des cellules glandulaires. Ces cellules sont tuméfiées, nécrosées, en état de dégénérescence vitreuse (HEUBNER) (1) ou de dégénérescence muqueuse (BAGINSKI) (2) ; dans ce dernier cas, le mucus forme des boules qui distendent les glandes et peuvent se retrouver dans le contenu de l'intestin. MARFAN et LÉON BERNARD (2) ont particulièrement insisté sur cette lésion qu'ils dénomment *transformation mucoïde*, et qui « consiste dans l'apparition, entre les cellules de l'épithélium de revêtement, mais surtout entre les cellules des glandes de Lieberkühn, de corps arrondis, réfringents, d'aspect vitreux ou hyalin qui ressemblent aux boules de mucus des cellules caliciformes, mais qui s'en distinguent à la fois par leur nombre beaucoup plus considérable et par des caractères morphologiques et micro-chimiques. » Ces

---

(1) HEUBNER. Ueber das Verhalten der Darmepithels bei Darmkrankheiten der Saüglinge, insbesondere bei Cholera Infantum. *Soc. de méd. int. de Berlin*, 17 décembre 1894.

(2) BAGINSKI. Zur Pathologie der Durchfallkrankeiten des kindlichen Alters. *Archiv. f. Kinderheilkunde*, XXII, p. 162 ; 1897.

(3) MARFAN et LÉON BERNARD. De la transformation mucoïde des cellules glandulaires de l'intestin dans les gastro-entérites des nourrissons. *Presse médicale*, 12 juillet 1899.

corps réfringents sont généralement rares dans les parties profondes de la glande, et s'accumulent au contraire dans la partie moyenne et à l'orifice ; l'épithélium de revêtement n'est atteint de façon notable que dans les cas intenses. Cet aspect se retrouve dans toutes les portions de l'intestin, mais a son maximun à la fin de l'iléon et dans le gros intestin ; toujours il y a des glandes saines à côté des glandes malades. Ces corps ne sont pas formés de mucus normal, mais d'un mucus pathologique, de substance mucoïde, comme le montrent les réactions chimiques (1).

A côté des lésions épithéliales, on note l'infiltration leucocytique des espaces interglandulaires ; par place les vaisseaux sont remplis de sang. Ces lésions interstitielles sont généralement peu marquées, ainsi d'ailleurs que la tuméfaction folliculaire.

B. **Infections chroniques**. — L'*estomac* est généralement rétracté chez les nourrissons jeunes ; plus tard il est de volume normal ou plus ou moins dilaté. La muqueuse est épaissie, mame-

---

(1) Après fixation au sublimé acétique, on a les colorations suivantes : avec l'hématéine et le carmin picriqué, les cellules caliciformes sont violettes, les globes roses.

Avec le carmin, puis le procédé de Gram, les cellules caliciformes sont violettes, les globes lilas clair.

Avec la rubine S et le bleu Victoria, les cellules caliciformes sont bleues, les globes bleus.

Avec la safranine et le mélange de vert-lumière et de violet acide, les cellules caliciformes sont incolores ou bleues, les globes rouges vineux.

lonnée, et présente au sommet de ses plis un piqueté congestif ou hémorragique, qui peut être le point de départ d'érosions hémorragiques (PARROT).

L'intestin est augmenté de longueur : celle-ci est de 7 à 10 fois la longueur de la taille du sujet, dans les deux premiers mois, de 8 à 12 fois, dans les mois qui suivent : l'allongement porte sur l'intestin grêle et sur le gros intestin (MARFAN). L'intestin est aussi distendu, mais souvent d'une façon inégale, et on peut distinguer deux types, suivant que la distension prédomine sur le gros intestin ou sur l'intestin grêle (LESAGE et ANGERANT) (1). La muqueuse est pâle et boursoufflée.

A *l'examen histologique* de l'estomac, MARFAN (2) et Mlle KALOPOTHAKÈS (3) ont noté que les cellules de l'épithélium de revêtement sont tantôt normales, tantôt tuméfiées, et laissent échapper des boules de mucus : le tissu interglandulaire présente de l'infiltration leucocytique. Dans les glandes peptiques, les cellules bordantes sont tuméfiées, vitreuses et présentent 3 ou 4 noyaux : les cellules principales se multiplient, deviennent atypiques, se transforment en cellules plus petites, arrondies, ressemblant à des lymphocytes. Les glandes pyloriques présentent

---

(1) ANGERANT. *Thèse de Paris*, 1894.

(2) MARFAN. *Mercredi médical*, août 1894.

(3) Mlle KALOPOTHAKÈS. *Loc. cit.*

les mêmes éléments atypiques, et en même temps des cellules principales néoformées, qui les font ressembler à des glandes peptiques. Les cellules glandulaires subissent souvent la transformation kystique. — A un stade plus avancé, l'épithélium de revêtement disparaît, les glandes s'atrophient, et le tissu interstitiel se sclérose.

Au niveau de l'intestin, on note les altérations épithéliales et glandulaires déjà décrites à propos des infections aiguës et qui sont surtout marquées au moment des poussées aiguës, l'infiltration leucocytique du tissu interstitiel et la tuméfaction plus ou moins marquée des follicules.

C. **Entérite folliculaire**. — Les lésions que nous venons de décrire sont surtout des lésions épithéliales, catarrhales. Dans certaines infections, à évolution généralement subaiguë, les lésions des follicules clos et des plaques de Peyer, toujours minimes dans les variétés précédentes, prédominent, ce qui donne à l'intestin un aspect qui se rapproche un peu de celui de la dysenterie. Dans la dernière portion de l'iléon et dans le gros intestin, les follicules isolés et agminés sont gros, gris ou gris rougeâtre et font saillie à la surface de la muqueuse, qui est boursoufflée et tuméfiée ; parfois ils donnent lieu à la formation de petites ulcérations. On constate, en plus des lésions épithéliales, une vascularisation et une infiltration leucocytique très marquées du chorion et de la sous-muqueuse.

VII

**ANALYSE DES SYMPTOMES : COMPLICATIONS
LÉSIONS DES PRINCIPAUX ORGANES**

Les infections digestives, quelles que soient leurs formes cliniques et leurs lésions, se traduisent par un certain nombre de symptômes, dont les caractères varient et dont la pathogénie est plus ou moins complexe. L'étude de ces symptômes n'est pas sans intérêt pour le diagnostic et le pronostic ; certains d'entre eux, tout au moins, méritent d'être analysés de près. De plus, le processus morbide n'est pas purement intestinal ; la diffusion des poisons intestinaux, l'envahissement de l'organisme par les microbes pathogènes, les infections secondaires, déterminent une série de troubles fonctionnels et de lésions qui ont souvent une grande importance. Symptômes et complications sont voisins et leur étude ne peut être séparée qu'arbitrairement ; aussi la ferons nous dans un même chapitre.

1° TEMPÉRATURE. POULS. — Nous ne reviendrons pas sur les types divers que peut revêtir la courbe thermique au cours des infections gastro-intestinales : ces infections peuvent, en effet, évoluer sans fièvre, ou avec une température plus ou moins élevée, ou encore s'accompagner d'hypothermie. Nous n'insisterons que sur certains points, qui n'ont pas trouvé leur place dans la description précédente.

Tout d'abord, indépendamment de la réaction thermique générale, il peut exister des modifications de la température abdominale qui, au lieu d'être de 35°-35°5, comme normalement, peut s'élever à 36°-36°5 dans les infections légères (MONCORVO) (1).

Il peut y avoir dissociation entre la température centrale et la température périphérique. C'est ainsi que dans la forme algide, pendant la première période, la température centrale (rectale) atteint souvent 39°, alors que, à la périphérie, on note seulement 37°-37°5. Plus tard, la température rectale reste supérieure à la normale, alors que la température périphérique lui est inférieure (36°): elle ne s'abaisse d'ailleurs jamais autant et dans les dernières heures de la vie remonte à 38°5-39°, tandis que la température périphérique reste à 36°. Le caractère essentiel de cette algidité est la dissociation entre l'hypothermie périphérique et l'élévation ou l'état normal de la température centrale, fait que l'on observe également dans le choléra de l'adulte (A. LESAGE).

Les modifications du pouls sont à cet âge moins importantes que celles de la température, étant donnée la facilité avec laquelle il s'accélère.

---

(1) MONCORVO. *Rev. mens. des mal. de l'enfance*, 1885.

Dans les formes pyrétiques il est à 100 – 120. régulier et bien frappé. Dans les formes algides, il s'affaiblit de plus en plus : à l'accélération du début fait place le ralentissement : il tombe à 60, 40, 30.

2° LA BOUCHE, L'ESTOMAC, L'INTESTIN. — Au cours des infections gastro-intestinales aiguës, la *langue* est souvent blanche et saburrale au début : puis elle devient rouge à la pointe et sur les bords, sèche et rugueuse. Dans les infections chroniques, l'enduit saburral peut être très épais et alors une odeur fade, plus ou moins fétide, s'exhale de la cavité buccale : quelquefois la langue prend une coloration brun foncé, due à la présence de filaments noirs, fins et ténus. considérés à tort comme d'origine mycosique, et qui ne sont autres que les papilles filiformes hypertrophiées (*langue noire* ou *velue*).

Il n'est pas rare de voir la muqueuse linguale et ginginale présenter une coloration rouge vif, symptôme d'une *stomatite érythémateuse*. qui s'accompagne d'une acidité marquée de la salive.

Assez souvent apparaissent sur la muqueuse de la langue, des lèvres et des joues, des ulcérations petites, grosses comme une tête d'épingle. rondes. superficielles, couvertes d'un exudat jaunâtre ou opalin. entourées d'une zone inflammatoire qui caractérise la *stomatite aphteuse*.

Enfin le *muguet* est une complication fréquente, qui apparaît surtout chez les enfants atteints d'infection chronique cachectisante compliquée de stomatite érythémateuse. Souvent l'apparition du muguet est d'un mauvais pronostic. Cependant il faut savoir qu'il peut se développer chez des enfants relativement peu malades, par suite de la malpropreté des biberons et de la bouche. Dans les cas graves, le muguet peut s'étendre à l'œsophage et à l'estomac, et même se généraliser.

L'*appétit* est généralement diminué au cours des infections gastro-intestinales aiguës ou chroniques et l'enfant refuse de prendre le sein ou de s'alimenter. Dans les infections chroniques, il est souvent conservé et même exagéré, qu'il s'agisse réellement d'une sensation de faim éprouvée par l'enfant ou de la soif provoquée par les déperditions aqueuses qu'entraîne la diarrhée.

Le *vomissement* n'est pas un symptôme constant de l'infection gastro-intestinale ; il est surtout le fait de la dyspepsie provoquée par les fautes de l'hygiène alimentaire qui provoquent l'infection. Dans les infections légères ou pyrétiques, il est peu fréquent et peu abondant. Dans le choléra infantile, tantôt il manque, tantôt il est abondant et répété, quelquefois incoercible. Les vomissements sont constitués d'abord par le lait caillé teinté ou non par la bile : puis ils deviennent muqueux, bilieux, et peuvent prendre alors une teinte verte accentuée.

Le *chimisme gastrique* est extrêmement variable. M. et H. Labbé ont observé le plus souvent la diminution du chlore combiné aux principes organiques, la diminution de l'acidité totale, enfin la précocité d'apparition de l'acide chlorhydrique libre. De leur côté, H. Wolf et Friedjung (1), au cours des gastro-entérites catarrhales aiguës, des entérites folliculaires, du choléra infantile, de l'athrepsie, ont constaté que le chimisme gastrique est très variable et ne peut servir ni au diagnostic, ni au pronostic, ni aux indications thérapeutiques.

La *diarrhée* peut revêtir des caractères très différents. Les selles sont plus ou moins abondantes et fréquentes ; tantôt on en compte seulement 4 ou 5 dans les 24 heures, tantôt jusqu'à 10 ou 15, comme dans le choléra infantile. Elles sont liquides, peu colorées : dans le choléra infantile, elles sont aqueuses, séreuses, incolores ou jaunâtres et contiennent des flocons jaunâtres de nature épithéliale. Souvent on trouve des grumeaux de lait mal digérés. Fétides dans les formes pyrétiques, elles sont inodores ou d'odeur légèrement ammoniacale dans les formes algides. Les selles sont émises souvent sous forme de jets très forts, avec bruit par suite du mélange des matières avec une certaine quantité de gaz.

La réaction des selles-diarrhéiques est acide ; elle devient neutre ou alcaline dans les cas sérieux, notamment dans le choléra infantile. L'acidité se retrouve dans le contenu de l'intestin

---

(1) H. Wolf et Friedjung. La digestion stomacale chez les nourrissons, *Archiv f. Kinderh.*, 1898, xxv p. 161.

grêle et du gros intestin : elle est due pour une part importante aux acides biliaires. Dans le gros intestin interviennent les fermentations microbiennes. L'acidité augmente avec les poussées biliaires.

Les poussées biliaires se caractérisent par la teinte verte des fèces. C'est la *diarrhée verte bilieuse,* qui se rencontre principalement dans les deux ou trois premiers mois de la vie. Cette diarrhée verte existe dans les différentes formes de l'infection : tantôt la coloration est uniforme, tantôt les selles sont panachées de vert et de jaune. La coloration verte est due à la biliverdine, qu'on met facilement en évidence par la réaction de Gmelin : par addition de quelques gouttes d'acide nitrique nitreux, la coloration verte se transforme en violet ou en rose.

On peut encore observer une *diarrhée verte bacillaire,* attribuée à la présence du bacille chromogène vert (LESAGE), du bacille pyocyanique, ou d'autres mcrobes chromogènes. Elle est très exceptionnelle : en pareil cas on constate, en plus du microbe spécial, l'absence de la réaction de Gmelin.

Dans les selles diarrhéiques on trouve fréquemment des flocons de mucus. Mais il est des cas où les selles sont constituées principalement de mucus incolore ou verdâtre ; quelquefois sanguinolentes ces selles caractérisent l'entérite mucomembraneuse. Dans certains cas même il y a des parcelles purulentes.

D'autres fois, les selles sont décolorées, blanchâtres, indiquant l'hypocholie pigmentaire. En pareil cas il n'y a pas toujours diarrhée : au contraire il peut y avoir constipation.

Souvent le nourrisson éprouve des *douleurs abdominales*. Ces coliques paraissent être surtout intenses dans la période initiale de l'infection et s'atténuer ensuite. Elles sont intermittentes, présentent des exacerbations avant l'émission des selles et s'atténuent ensuite. Elles provoquent le cri.

A ces signes, il faut joindre ceux fournis par *l'examen de l'abdomen* sur lequel nous ne reviendrons pas.

3° LE FOIE, LE REIN. — L'examen physique du foie donne peu de renseignements, à cause des variations de volume physiologiques que cet organe présente dans les premiers mois de la vie. RILLIET et BARTHEZ (1) ont noté son hypertrophie aussi bien dans les formes aiguës que dans les formes chroniques.

La coloration des selles donne des renseignements plus précis. Nous ne reviendrons pas sur la coloration verte qu'elles prennent, au moment des poussées biliaires, dans les formes aiguës et à certaines périodes dans les cas subaigus ou chroniques, et sur la faible coloration qu'elle ont au contraire la plupart du temps dans ces dernières.

---

(1) RILLIET et BARTHEZ. *Tr. clin. et prat. des mal. des enfants*, 2ᵉ éd. 1853, I. p. 702.

Jamais d'ailleurs les malades ne présentent d'ictère ortho ou méta-pigmentaire. Il est tout à fait rare de voir apparaître de l'*ictère* vrai, relevant soit d'une angiocholite ascendante, soit d'une hépatite infectieuse . Ces ictères infectieux peuvent revêtir une allure épidémique. Il y a de la diarrhée, mais pas de décoloration des matières, de la somnolence, une fièvre légère, de l'amaigrissement, des accès de cyanose. L'affection dure de 3 à 12 jours et a souvent une terminaison mortelle. LESAGE et DEMELIN (1), dans de tels cas, ont constaté une infection par le colibacille qu'ils ont trouvé en culture presque pure et virulent dans les selles, et qu'ils ont pu isoler des organes. D'après ces auteurs, la *maladie bronzée hématurique des nouveau-nés* (BAR et GRANDHOMME) décrite antérieurement par PARROT sous le nom de *tubulhématie rénale* et connue en Allemagne sous le nom de *maladie de Winckel* reconnaîtrait une même pathogénie ; mais nous avons montré avec PROSPER MERKLEN (2), qu'une septicémie colibacillaire ou autre ne peut toujours être mise en cause, et qu'il faut faire quelquefois une place à un processus toxhémique.

---

(1) LESAGE et DEMELIN. De l'ictère du nouveau-né et principalement de l'ictère infectieux. *Revue de médecine,* XVIII, p. 1-47, janvier 1898.

(2) P. NOBÉCOURT et PROSPER MERKLEN. Recherches pathogéniques à propos d'un cas de maladie bronzée hématurique. *Archives de médecine des enfants,* nov. 1900, p. 663-667.

C'est l'étude des urines qui renseigne le mieux sur l'état des fonctions hépatiques, de même que sur le fonctionnement du rein. Les caractères des urines sont de première importance, aussi y insisterons-nous. Nous nous servirons comme guide du mémoire de Lesné et Prosper Merklen. et de la thèse de ce dernier (1).

Au cours des infections gastro-intestinales, les urines revêtent deux aspects bien distincts, suivant la forme dont il s'agit. Dans les formes légères, avec température peu élevée, aigues ou chroniques, les urines ressemblent beaucoup à celles des enfants bien portants ; même aspect, même couleur, même densité, composition chimique à peu près analogue. Dans les formes aiguës graves, fébriles ou algides, au contraire, leur quantité diminue et peut tomber à 50 gr., à 30 gr., par 24 heures au lieu de 200 gr. ; elles sont foncées, brunâtres, souvent très troubles : elles sont très acides et fermentent facilement. Leur densité atteint 1015. 1020 : Δ s'éloigne de $0°$ et arrive à $1°10$-$1°20$.

Les urines peuvent contenir des substances

---

(1) Lesné et Prosper Merklen. Etude des altérations et des fonctions du foie et du rein au cours des gastro-entérites des nourrissons. *Rec. mens. des mal. de l'enfance*, février-mars 1901. — Prosper Mrrklen. Rech. sur les fonctions du foie et du rein dans les gastro-entérites et quelques autres maladies infectieuses. *Thèse de Paris*, 1901.

anormales. L'*indicanurie* est fréquente, mais non constante ; elle a été trouvée 33 fois sur 46 par LESNÉ et PR. MERKLEN ; elle n'est pas en rapport avec telle ou telle variété d'infection intestinale ; elle peut se rencontrer dans toutes et manquer dans toutes. La présence des *pigments biliaires normaux*, recherchés par le procédé de GMELIN, est exceptionnelle, de même que l'*urobilinurie* ; cependant la réaction plus sensible de SALKOWSKY permet de déceler la présence des pigments au cours des infections aiguës, leur absence dans les infections chroniques, et la réaction de HAY-CRAFT de déceler quelquefois les *acides biliaires* dans les formes aiguës (LESNÉ et Pr. MER-KLEN (1).

L'*albuminurie* est fréquente. ZAMFIRESCO (2) l'a trouvée dans 60,8 0/0 des cas de gastro-entérites légères ou graves. Elle est surtout fréquente et abondante dans les formes aiguës graves ; elle est plus rare, plus tardive et peu abondante dans les formes subaigues et chroniques, et alors augmente au moment des poussées aiguës. A côté de l'albumine vraie on trouve souvent des *albumoses* et des *peptones*. Les urines albumineuses con-

---

(1) LESNÉ et PROSPER MERKLEN. Les réactions de SALKOWSKI et de HAYCRAFT chez les nourrissons normaux et au cours des gastro-entérites. *Bull. de la Soc. de pediatrie de Paris*, oct. 1901.

(2) ZAMFIRESCO. Albuminurie et indicanurie chez le nouveau-né et le nourrisson. *Thèse de Paris*, 1898.

tiennent souvent des *cylindres* granuleux, quelques *leucocytes* et quelques *hématies*.

L'*urée* est constamment diminuée au cours des infections gastro-intestinales. La quantité émise dans les vingt-quatre heures comparée à la normale est de 0 gr. 31 au lieu de 0,91 du 10e au 30e jour ; 0 gr. 34 à 0 gr. 48 au lieu de 0 gr. 94 à 1 gr. 41 du 2e au 5e mois, etc. — Par rapport au poids du sujet, la quantité émise en 24 heures par kilogramme est de 0,066 avant un mois ; de 0 gr. 073 de 1 à 3 mois, de 0 gr. 088 de 3 à 6 mois ; 0 gr. 228 de 6 mois à un an ; de 0 gr. 359 de 1 à 3 ans au lieu de 0 gr. 23, 0 gr. 30, 0 gr. 50, 1 gr. (LESNÉ et PR. MERKLEN).

La diminution de l'urée est constante, que l'infection gastro-intestinale soit aiguë, subaiguë ou chronique ; mais elle ne comporte pas dans tous les cas la même interprétation. Elle relève pour une part, surtout dans les formes aiguës, de la diète hydrique à laquelle sont soumis les malades, et pour une autre part de l'état du foie : sous ce dernier rapport et comme symptôme de diminution de l'activité hépatique, elle a d'autant plus de valeur que l'alimentation est plus considérable, par conséquent dans les infections subaiguës et chroniques.

Pour juger du fonctionnement hépatique, le rapport de l'urée à d'autres substances, c'est-à-dire la recherche des *coefficients urinaires*, a plus de valeur que sa quantité absolue. Ces coefficients, dont l'importance a été démontrée par le Pr BOUCHARD, (1) sont

$$\frac{Ct}{Azt}\left(\frac{\text{carbone total}}{\text{azote total}}\right) \quad \text{et} \quad \frac{Azu}{Azt}\left(\frac{\text{azote de l'urée}}{\text{azote total}}\right).$$

Sans entrer dans un exposé théorique dont on trouve les détails dans les travaux du Pr BOUCHARD, il suffit de savoir que le foie fonctionne d'autant mieux que Ct est plus petit et par suite $\frac{Ct}{Azt}$ est plus faible, et que Azu est plus fort et par suite également $\frac{Azu}{Azt}$.

Dans les infections aiguës, LESNÉ et PR. MERKLEN ont constaté que tantôt les coefficients urinaires ne diffèrent pas sensiblement de ce qu'ils sont à l'état de santé et peuvent même aller au-delà des chiffres normaux $\left(\frac{Ct}{Azt}\right.$ être plus faible, et $\frac{Azu}{Azt}$ plus grand$\left.\right)$, tantôt au contraire $\frac{Ct}{Azt}$ peut être plus élevé et $\frac{Azu}{Azt}$ plus faible. Dans le premier ordre de faits, l'activité hépatique persiste et même s'accroît; il s'agit d'ailleurs de malades qui guérissent. Dans le second, le foie ne suffit pas à sa tâche et alors souvent, mais non toujours, la maladie s'est terminée par la mort.

---

(1) BOUCHARD. *Traité de pathol. générale*, III. — Carbone urinaire et cœfficients urinaires. *Journal de physiol. et pathol. gén.*, janvier 1899.

Dans les infections qui ont tendance à la chronicité, les rapports sont éloignés de la normale : $\dfrac{Ct}{Azt}$ est plus grand, $\dfrac{Azu}{Azt}$ plus faible, et cela d'autant plus que l'infection est à un stade plus avancé. L'activité de la cellule hépatique est donc diminuée.

L'étude des *chlorures* et du *point de congélation* Δ n'est plus en rapport avec l'état du foie, mais avec celui du rein, NaCl est diminué, sa diminution augmente avec la gravité de la maladie. Mais sa valeur absolue est plus en rapport avec l'alimentation qu'avec la fonction du rein.

Le rapport $\dfrac{\Delta}{NaCl}$ est augmenté dans les formes aiguës et subaiguës sérieuses (6,73 à 5 au lieu de 3,22 à 4,47), qui ce indique une stase rénale ; celle-ci ne se rencontre pas dans les formes prolongées.

L'étude de $\dfrac{\Delta V}{P}$ $\dfrac{\delta V}{P}$ et $\dfrac{\Delta}{\delta}$ démontre d'ailleurs l'existence de cette stase et souvent de l'imperméabilité rénale dans les formes aiguës à urines foncées, et dans certaines formes subaiguës ou chroniques graves ; les observations ne sont pas encore assez nombreuses pour permettre de conclure dans quelles formes prédomine la stase ou l'imperméabilité.

La séméiologie urinaire au cours des infections gastro-intestinales est complétée par la recherche de l'élimination spontanée ou provoquée des sucres et du bleu de méthylène.

On ne constate *pas de glycosurie spontanée* au cours des infections gastro-intestinales. Quant à l'épreuve de la *glycosurie alimentaire*, elle donne les résultats suivants, d'après nos recherches personnelles (1), celles de Terrien (2), de Lesné et Pr. Merklen. Nous avons montré que chez les rachitiques, à la suite des poussées d'infection gastro-intestinale subaigue, la glycosurie alimentaire est fréquente avec des doses de glucose qui ne la provoquent pas chez l'enfant normal ; c'est donc surtout dans les formes prolongées qu'elle apparaît, comme l'ont vu également Lesné et Merklen. Dans les formes aiguës, au contraire, elle n'a pas été constatée.

La *lactosurie* a été observée par J. Grosz (3) chez 10 nourrissons atteints de gastro-entérite grave ; elle disparaissait par la suppression du lait. L'épreuve de la *lactosurie alimentaire* mon-

---

(1) Nobecourt. La glycosurie alimentaire chez les rachitiques. *Soc. de biologie* 27 janvier 1900. — De l'élimination par les urines de quelques sucres introduits par la voie digestive ou la voie sous-cutanée chez les enfants. *Rev. mens des mal. de l'enfance*, avril 1900. — L'épreuve des sucres chez les enfants *Presse, méd.* 12 janvier 1901.

(2) Terrien. La glycosurie alimentaire dans la gastro-entérite des nourrissons. *Congr. de médecine, section de pédiatrie* 4 avril 1900.

(3) Grosz Beobachltungen über Glycosurie im Sàuglingsalter, nebst Versuchen über alimentare Glycosurie *Iahrbuch fur Kinderheilk.* XXIV. 1892, p. 83-106.

tre d'ailleurs que le sucre apparaît plus facilement dans l'urine des enfants dont l'intestin est malade (GROSZ).

Quant à la *saccharosurie alimentaire* elle s'obtient au cours des infections digestives chroniques des athepsiques et des rachitiques avec les mêmes doses de saccharose que chez les sujets nouveaux. (P. NOBECOURT).

Le *bleu de methylène* administré par la voie gastrique, ou mieux en injections sous-cutanées, est éliminé d'une façon polycyclique dans certaines infections subaiguës ou chroniques (LESNÉ et MERKLEN). La durée de l'élimination est généralement normale.

Enfin les urines sont hypertoxiques pour le lapin en injection intra-veineuse ou sous-cutanée et pour le cobaye en injection intra-cérébrale. quand elles sont foncées et rares, de toxicité normale, c'est-à-dire faible. quand elles sont claires et abondantes (LESNÉ (1)). Nous avons déjà insisté sur l'importance de cette constatation.

Les résultats fournis par l'étude des urines conduisent en résumé aux conclusions suivantes :

A. Le *foie*. dans les infections aiguës, est. au moins au début, en état de fonctionnement normal ou d'hyperfonctionnement, comme le montrent la coloration biliaire des selles. l'existence de pigments biliaires dans l'urine. l'absence de

---

(1) LESNÉ. Loc. cit.

glycosurie alimentaire, la valeur normale ou diminuée de $\dfrac{Ct}{Atz}$ et la valeur plus grande de $\dfrac{Azu}{Azt}$; dans les infections subaiguës ou prolongées au contraire, il est en état d'hypofonctionnement comme le prouvent la décoloration des matières, la fréquence de la glycosurie alimentaire, les variations inverses aux précédentes de $\dfrac{Ct}{Azt}$ et de $\dfrac{Azu}{Azt}$.

B. Le *rein* est également touché et présente souvent des symptômes de néphrite aiguë avec signes de stase ou d'imperméabilité dans les formes aiguës graves. Dans les formes prolongées, il est moins atteint.

Les *lésions du foie*, au cours des gastro-entérites des nourrissons, ont été signalées depuis longtemps. LEGENDRE, en 1846, décrivit la dégénérescence graisseuse : il montra qu'elle relève des troubles intestinaux, et « qu'on doit rattacher cette altération plutôt au flux diarrhéique qu'aux désordres anatomiques que ce dernier finit par déterminer dans le tube digestif. » Depuis, cette stéatose hépatique (surcharge ou dégénérescence) a été signalée par de nombreux auteurs : LOWENSTEIN (1847), STEINER et NEUREUTTER (1865), Fr. BETZ (1876), FELSENTHAL et BER-

NHARDT. THIEMICH. etc. (1). Elle existe dans les formes aiguës et dans les formes chroniques. Tantôt elle est localisée à la périphérie des espaces portes, tantôt elle envahit plus ou moins le lobule, tantôt enfin elle est généralisée et la structure du lobule a presque complètement disparu. On a signalé également la fréquence de l'hépatite parenchymateuse, et le défaut de coloration des noyaux des cellules hépatiques, quand la dégénérescence graisseuse est très marquée. (THIEMICH).

D'autre part, PILLIET et LESAGE (1897), dans les formes aiguës de gastro-entérite, décrivent la congestion hépatique et la surcharge pigmentaire des cellules et insistent sur l'aspect différent que revêt le foie suivant l'évolution de l'infection gastro-intestinale.

Enfin Eug. TERRIEN (2) (1899), LESNÉ et PROSPER MERKLEN (3) (1901) font une étude complète des lésions du foie dans les gastro-entérites. On trouvera dans leurs mémoires les indications bibliographiques des travaux antérieurs.

Les lésions hépatiques varient avec les formes

---

(1) THIEMICH. Dégénérescence graisseuse du foie dans la gastro entérite des nourrissons. *Ziegler's Beitrag z. pathol. Anat.*, 1896. xx. (Anal. in. *Rev. mens. des mal. de l'enfance*, xv, 1887 p. 20.

(2) E. TERRIEN. Etude anatomo-pathologique des lésions du foie dans la gastro-entérite des nourrissons. *Thèse de Paris*, 1899.

(3) LESNÉ et PROSPER MERKLEN. *Loc. cit.*, 1901.

des infections gastro-intestinales que nous avons distinguées dans le chapitre précédent.

Dans les *formes suraiguës*, le foie est de volume normal ou légèrement hypertrophié, de coloration brun-violacée; il saigne abondamment à la coupe. La vésicule biliaire est remplie par une bile abondante, très colorée. Au microscope, les capillaires sont distendus par le sang, et il y a un certain degré de leucocytose intra-vasculaire; les travées hépatiques sont amincies; les cellules sont surchargées de granulations pigmentaires, mais ne présentent que peu au pas de stéatose; il n'y a ni phlébite ni infiltration leucocytique. Dans deux cas, LESAGE a noté la destruction de la sériation des travées cellulaires.

Dans les *formes aiguës*, le foie est pâle, jaunâtre et ne donne à la coupe que peu de sang; il est de consistance molle. La vésicule biliaire contient une bile abondante et très colorée. La distension des capillaires est moins marquée; par places il y a un début de capillarite (paroi du capillaire épaissie, gonflement de l'épithélium); il y a une infiltration leucocytaire diffuse ou nodulaire, les amas (nodules infectieux) étant localisés dans les espaces portes ou dans leur voisinage, rarement autour des veines sus-hépatiques; ces nodules sont constitués par des lymphocytes, des polynucléaires, des globules rouges nucléés (LESNÉ et P. MERKLEN). Les cellules qui entourent les espaces portes présentent de la dégénérescence granulo-graisseuse et leurs noyaux se colorent mal.

Dans les *formes subaiguës* ou *chroniques*, le foie est généralement gros, de teinte jaunâtre ou chamois, avec des taches blanchâtres. La dégénérescence graisseuse est beaucoup plus accentuée et plus étendue : elle pénètre dans l'intérieur du lobule. La capillarite est nette ; les espaces portes sont épaissis, infiltrés de leucocytes ; quelquefois on note un début de sclérose monocellulaire, et la présence de quelques néo-canalicules biliaires. Les nodules infectieux sont moins constants et moins nombreux.

Les *lésions des reins* au cours des gastro-entérites sont de plusieurs ordres. KJELLBERG (1870), le premier, rapporte un cas de néphrite ; puis POLLAK (1871), PARROT et HUTINEL (1877) insistent sur la fréquence de la thrombose des veines rénales. PARROT, à côté de la thrombose, décrit chez les athrepsiques l'infarctus uratique et la stéatose tubulaire. Puis viennent les études de EPSTEIN (1890), FISCHL (1894), SIMMONDS (1896), BERNHARDT (1897), ZAMFIRESCO (1898), LESNÉ et PROSPER MERKLEN (1) (1901).

Dans les *formes suraiguës*, les reins sont cyanosés, gorgés de sang veineux. Dans les *autres formes*, ils sont généralement pâles avec les étoiles

---

(1) LESNÉ et PROSPER MERKLEN. *Loc. cit.* — Voir dans leur travail la bibliographie.

de Verheyen apparentes, quelquefois rouge lie de vin ; dans les *formes prolongées* la capsule est épaissie et parfois il y a des petits kystes à la surface.

A l'*examen histologique*, on note dans tous les cas de la congestion vasculaire, généralisée dans les formes suraigues, localisée dans les formes subaiguës ou prolongées : les veines de la voûte sus-pyramidale et les capillaires des pyramides sont dilatés et gorgés de sang, ainsi que les glomérules de MALPIGHI ; parfois il y a de petites hémorragies dans l'intervalle des tubuli et dans la capsule de Bowman. Dans les formes prolongées il y a de la capillarite, de l'artérite, de la phlébite. Quelquefois on trouve des nodules infectieux.

Les lésions cellulaires sont presque uniquement localisées aux cellules des tubuli contorti et moins constantes. Dans trois cas de choléra infantile, LESNÉ et P. MERKLEN ont observé une nécrose de coagulation typique. Dans les formes subaiguës, l'épithélium présente de la dégénérescence granuleuse avec noyaux peu ou pas colorables et de la desquamation ; la stéatose est exceptionnelle.

Quand il existe de la thrombose rénale, les lésions ont l'aspect habituel en pareil cas. FISCHL a noté assez souvent des abcès miliaires à la limite des substances corticale et médullaire ; dans un cas, HUTINEL a observé une véritable suppuration diffuse des reins.

Les lésions hépatiques et rénales sont le résultat de la toxi-infection digestive. LESNÉ et PR. MERKLEN ont pu en effet les reproduire plus ou moins complètement soit en faisant ingérer à des cobayes des matières diarrhéiques ou des cultures de colibacilles virulents, soit en inoculant sous la peau de cobayes des cultures de colibacilles vivantes ou filtrées sur bougie.

4° LA VESSIE : CYSTITES. — Au cours des infections digestives, l'urine peut contenir des microbes (colibacilles, streptocoques, etc.). sans qu'il y ait cystite. Cependant TRUMPP, (1) FINKELSTEIN (2), HUTINEL (3) ont observé à titre plus ou moins exceptionnel des cystites au cours des infections gastro-intestinales. Elles sont généralement latentes, les phénomènes locaux et généraux étant très atténués ou se confondant avec les phénomènes dus à la maladie première. L'examen des urines révèle seul leur existence : elles ont l'aspect lactescent, ou même quelquefois franchement purulent : elles sont albumineuses et renferment des cellules épithéliales de la vessie et des leucocytes. L'examen bactériologique a décelé presque toujours le colibacille en culture pure. A l'autopsie la muqueuse vésicale est tuméfiée et présente des ecchymoses punctiformes.

---

(1). J TRUMPP *Munchen. med. Wochensch*. 1896. p. 1008.

(2) FINKELSTEIN. *Jahrbuch f. Kinderheilk*, XLIII. 1896, p. 148.

(3) HUTINEL. Cystites colibacillaires chez les enfants. *Presse médicale*, 1896. n° 95.

Ces cystites s'observent dans les deux sexes, mais plus fréquemment chez les filles que chez les garçons. L'infection, chez les filles, se fait par l'urèthre qui est facilement souillé par les matières fécales. Chez les garçons, on peut admettre le passage direct des colibacilles à travers le rectum. Quant à l'infection hématogène, elle n'est pas admise par les auteurs que nous avons cités.

5° PANCRÉAS. — Le pancréas et les autres organes glandulaires, s'ils sont intéressés au cours des toxi-infections gastro-intestinales, ne présentent pas de symptômes faciles à apprécier. Peut-être la surcharge graisseuse des selles est-elle en rapport avec un trouble de la sécrétion pancréatique. Mais cette hypothèse est discutable, et il n'existe pas de procédé pratique pour mettre celui-ci en évidence; l'épreuve du salol, qui aurait pu être tentée sur la foi des traités classiques, n'a aucune valeur, comme nous l'avons montré avec PR. MERKLEN (1).

Les *lésions du pancréas* n'ont été étudiées que d'une façon insuffisante. Dans les gastro-entérites chroniques, A. ARRAGA et VINAS ont constaté une sclérose plus ou moins accentuée, associée à des altérations d'angio-pancréatite chronique, débu-

---

(1) P. NOBÉCOURT et PR. MERKLEN. Valeur de l'épreuve du salol pour l'étude clinique des fonctions du pancréas. *Gaz. hebd. de méd. et chirurgie*, 13 juin 1901.

(2) A. ARRAGA et M. VINAS. Sclérose du pancréas consécutive aux gastro-entérites chroniques. *Arch. de méd. des enfants*, III, 1900. p. 402-413.

tant autour des canaux : ils ont vu en outre que dans les acini un certain nombre de cellules ont des contours moins nets et des noyaux granuleux, ne se colorant pas ou se colorant mal.

6° RATE. — Pendant la vie la rate est très rarement hypertrophiée d'une façon appréciable. A l'autopsie, l'aspect est variable. Dans les *cas à marche suraigue*, elle a une teinte cyanique, et est gorgée de sang. Dans les *cas aigus*, elle est normale, ou pâle et présentant une tendance à la rétraction, ou hypertrophiée et ramollie.

7° GANGLIONS MÉSENTÉRIQUES. — Les troubles fonctionnels de ces ganglions doivent jouer un rôle important dans la pathogénie de certains troubles qui surviennent dans les infections digestives, en particulier dans l'amaigrissement consécutif à certaines formes subaigues, probablement parce qu'ils n'agissent plus de façon active sur les graisses resorbées (HUTINEL). Ils sont souvent tuméfiés et congestionnés ; dans les cas aigus, on note quelquefois à la coupe un piqueté hémorragique. Dans un cas de diarrhée cholériforme terminé par la mort au 4° jour, POULAIN (1) a noté une réaction assez marquée du réticulum, avec tassement des lymphocytes en certains points, donnant l'apparence de l'infiltration embryonnaire, tandis que cet aspect n'existait pas

---

(1) POULAIN. Etude de la graisse dans le ganglion lymphatique normal et pathologique. *Thèse de Paris*, 1902, p. 54.

dans les ganglions axillaires : l'activité de la lipase des ganglions mésentériques était beaucoup moindre que celle des ganglions axillaires.

8° Voies respiratoires. — Il n'est pas rare d'observer des troubles dyspnéiques au cours des infections gastro-intestinales. Les uns relèvent d'affections des voies respiratoires ; nous y reviendrons dans un instant. Les autres existent sans altération appréciable : il s'agit d'une *dyspnée sine materia :* la respiration est irrégulière, caractérisée par une inspiration courte, suspirieuse, et par une période d'apnée suivant chaque expiration ; le diaphragme se contracte avec énergie, déterminant une dépression épigastrique ; le nombre des respirations n'est pas accru. C'est une dyspnée toxique, liée à l'intoxication acide (Czerny) (1), comme le prouve l'élimination exagérée d'ammoniaque et l'analogie avec les troubles respiratoires observés chez les lapins soumis à une intoxication par les acides, ou plus généralement à l'intoxication urémique ; d'après Gehrardt, elle serait due à l'anémie bulbaire. Cette dyspnée est assez particulière aux formes algides.

Dans le même ordre de faits rentrent les *accès d'asthme* infectieux avec polypnée (70 respirations) cyanose, tachycardie (130-140 pulsations) et les *accès de toux coqueluchoïde.*

---

(1) Czerny Zur Kenntnis der Gastro-enteritis im Sauglingalter. Respiration sstorungen, *Jahrb. f Kinder heilk*, 1897.

D'autrefois, ce sont de véritables *complications broncho-pulmonaires*, que l'on observe. Elles ont été étudiées par Sevestre (1886), Lesage, (1887-1888), Macé et Simon (1892), Renard (1892). Dans les formes aiguës, elles débutent du 3ᵉ au 6ᵉ jour par de la dyspnée, de la toux, une exacerbation de la température (39°-40°) et du pouls (120-140). Les jours suivants, l'évolution est irrégulière, avec des chutes et des exacerbations de la fièvre. On note de la diminution du murmure vésiculaire, des foyers de râles sous-crépitants fins, quelquefois un léger souffle expiratoire : ces signes sont très variables. Puis, si l'évolution est favorable, la fièvre tombe vers le 3ᵉ ou 4ᵉ jour, et la guérison se fait rapidement en un septennaire. Sinon la dyspnée augmente, s'accompagne de cyanose ; le coma survient et le malade meurt en 8 à 10 jours.

Dans les infections gastro-intestinales chroniques (Roger, Balzer, Parrot, Picot, etc), la broncho-pneumonie peut passer inaperçue : généralement la dyspnée seule permet de la soupçonner : l'auscultation ne révèle souvent qu'une simple diminution du murmure vésiculaire.

Dans les foyers broncho-pulmonaires on trouve, seuls ou associés, des colibacilles, des streptocoques, des pneumocoques (Lesage, Gastou et Renard, Netter, Marfan et Marot, etc).

On discute la voie d'apport des germes aux poumons. Certains admettent que le colibacille venant de l'intestin est amené aux poumons par la voie sanguine ou lymphatique ; d'autres que l'infection se fait par les voies respiratoires (Huti-nel, Spiegelberg, (1) etc), ce qui explique les épidémies de broncho-pneumonies survenant dans les salles d'hôpital.

Il y a des cas où le poumon reste stérile. Il s'agit de *congestions pulmonaires* toxiques, liées à la toxi-infection gastro-intestinale (Sevestre).

Enfin on peut observer l'*apoplexie pulmonaire* consécutive à une thombrose de l'artère pulmonaire (Parrot et Hutinel), qui se traduit par de la dyspnée, un foyer de râles fins et de souffle se dévoilant sans fièvre.

L'infection gastro-intestinale peut encore causer le réveil d'une *tuberculose* latente, et être la cause occasionnelle d'une granulie.

A l'autopsie, les lésions sont variables.

Dans les formes aiguës il est fréquent d'observer de la congestion pulmonaire localisée aux bases ou généralisée ; l'aspect de cette lésion ne présente rien de spécial. On peut trouver encore des lésions de bronchite capillaire ou de broncho-pneumonie ; d'après Sevestre, cette dernière serait rare.

Dans les formes subaigues ou chroniques, la

---

(1) Spiegelberg. Zur Frage der Entetchungsweise der im Gefolge infectiöser Erkrankungen, insorderheit der Magendarm Krankeiten des frühesten Kindesalters auftretenden Lungenentzündungen. Histologische und bacteriologische Untersuchunhen *Archiv. f Kinderheilk* , 1899.

broncho-pneumonie est au contraire une lésion que l'on trouve fréquemment.

Les *pleurésies*, séro-fibrineuses ou purulentes. sont exceptionnelles, sauf quand elles accompagnent les broncho-pneumonies.

9° Système nerveux. — Les infections gastro-intestinales des nourrissons se compliquent fréquemment de troubles du système nerveux, principalement de troubles méningitiques.

Fréquemment le début des formes aiguës est marqué par des *convulsions* localisées aux yeux. à la face, à un ou plusieurs membres (monoplégiques ou hémiplégiques) ou généralisées. Ces convulsions se répètent avec une plus ou moins grande fréquence et avec une intensité variable. Dans l'intervalle l'enfant est abattu et conserve un certain degré de raideur des membres et de la nuque. Quelquefois elles déterminent la mort en peu de temps. Plus souvent, à la suite du traitement, elles s'atténuent. s'espacent et disparaissent, et. si l'infection gastro-intestinale guérit. elles guérissent également ; cependant, elles peuvent laisser des séquelles qui se révèleront quelque temps après.

D'autres fois. on assiste au tableau plus ou moins complet d'une *méningite aiguë*, qui apparaît au cours ou pendant la convalescence de la maladie première. La fièvre, si elle existait encore. persiste ou s'accroît: si elle avait disparu. elle réapparaît. atteignant souvent d'emblée 39° ou 40°. Le pouls s'accélère. sans devenir irrégulier: la respiration est fréquente : à cet âge, la céphalalgie est peu appréciable : il y a plutôt de la somnolence que du délire : il y a des convulsions, des contractures généralisées, de l'hyperesthésie ; les membres sont douloureux ; le signe de KERNIG est fréquent: il y a des vomissements, plus souvent de la diarrhée que de la constipation, du ballonnement du ventre que de la dépression. La mort peut survenir en 24 ou 48 heures et même moins. Ou bien l'évolution se prolonge pendant 8, 15 jours et plus : en pareil cas, la fièvre persiste généralement, le pouls est inégal, irrégulier, quelquefois ralenti : la respiration est inégale, suspirieuse, interrompue de pauses plus ou moins longues ; aux contractures font place des paralysies des muscles oculaires (ptosis, strabisme, mydriase, inégalité pupillaire) et des membres. La mort survient dans le coma. Dans les cas favorables au contraire, les symptômes s'amendent peu à peu, l'état général s'éméliore et la maladie se termine par la guérison ; celle-ci peut être complète ou laisser des séquelles.

Ces *séquelles* peuvent être des *troubles oculaires* (amaurose, paralysies des muscles moteurs), des *paralysies*, des *troubles intellectuels*. Ceux-ci sont parfois accompagnés d'*hydrocéphalie*, dont les infections digestives constituent une cause impor-

---

(1) MARFAN. Hydrocéphalie et encéphalopathie chroniques consécutives à la gastro entérite des nourrissons. *Sem. méd.*, 1896.

tante (MARFAN (1). En pareil cas. l'hérédité nerveuse constitue une cause prédisposante importante : P. MERKLEN et DEVAUX (1) ont rapporté une observation intéressante à ce sujet.

La *ponction lombaire* a permis d'élucider la pathogénie de ces phénomènes méningés, en substituant aux hypothèses des observations précises. Elle a révélé deux ordres de faits : 1° le plus généralement le liquide céphalo-rachidien est amicrobien : il est clair, limpide, augmenté de quantité, contient une proportion plus notable d'albumine, ne donne pas de réticulum fibrineux, et renferme quelquefois des lymphocytes en petite quantité, comme CONCETTI (2), R. MONOD (3), nous-même (4), AUSSET et BRASSARD (5) l'avons vu dans un grand nombre de cas : — 2° beaucoup plus rarement le liquide contient des germes : tantôt il reste limpide bien que la culture permette de déceler le colibacille, comme CONCETTI l'a vu dans 4 cas, tantôt

---

(1) PROSPER MERKLEN et A. DEVAUX. Hydrocéphalie acquise suite de gastro-entérite, *Gaz. hebd. de méd. et de chir*, 30 mars 1902.

(2) CONCETTI. Sur les méningites aiguës non tuberculeuses chez les enfants. XIII° congr. intern. de médecine. Paris 1900, *Sec. de méd. de l'enfance*, p. 345.

(3) R. MONOD. Réactions méningées chez l'enfant. *Thèse de Paris*, 1902.

(4) NOBÉCOURT, in MONOD, loc. cit.

(5) AUSSET et BRASSARD. Les accidents méningitiques au cours des infections gastro-intestinales de l'enfance. *Annales de méd. et de chir. infantiles*, 15 avril 1903.

il est purulent, et contient également du colibacille (Nobécourt et Du Pasquier (5).

L'irritation méningée qui provoque l'hydrocéphalie se traduit par de l'hypertension et de la lymphocytose du liquide céphalo-rachidien (Pr. Merklen et A. Devaux).

Il y a donc toujours réaction méningée ; il ne s'agit pas de simples troubles fonctionnels. Aussi aux termes de pseudo-méningites (Bouchut), de méningisme (Dupré), a-t-on substitué aujourd'hui ceux de méningites bactériennes et de méningites amicrobiennes (Concetti), de méningites suppurées et de méningites séreuses, (Quincke, Hutinel) ou de méningites atténuées.

Bien qu'il soit difficile de dire, dans un cas particulier, s'il n'y a pas eu de microbes à un moment donné dans les méninges, le nombre de cas cependant, où la ponction a été répétée fréquemment au cours de la maladie, est assez considérable pour établir la réalité des méningites amicrobiennes. Celles-ci sont des méningites toxiques, dues à l'action des poisons résorbés dans l'intestin ; elles constituent le premier chaînon des réactions qui, au cas où le microbe lui-même atteindra les méninges, aboutiront à la formation du pus ; l'action des toxines sur les méninges prépare même la localisation cérébrale des microbes (Hutinel).

---

(5) **Nobécourt** et **Du Pasquier**. Méningite **suppurée** à colibacilles ; guérison. *Soc. de Pédiatrie*, nov. 1902.

La distinction des variétés est importante et ne peut être faite d'une façon précise que par la ponction lombaire. Cliniquement elle ne peut être affirmée. « On peut dire que dans les méningites séreuses le début est moins brusque et moins bruyant, la fièvre moins vive, le délire moins aigu et moins violent, les rémissions plus fréquentes et plus longues, la constipation plus rare et moins tenace, enfin que tous les symptômes ont des allures moins franches et moins menaçantes que dans la méningite suppurée : mais cette distinction est purement théorique ». (HUTINEL) (1).

Le pronostic diffère d'ailleurs dans les divers cas. Les formes séreuses amicrobiennes guérissent souvent : les formes séreuses microbiennes à colibacilles ont guéri 2 fois sur 4 (CONCETTI) : les formes suppurées à colibacilles sont généralement mortelles et le cas terminé par guérison dont nous avons publié l'observation avec DU PASQUIER, nous a paru unique. C'est d'ailleurs à l'autopsie que la méningite à colibacilles ou à streptocoques et à colibacilles (SEVESTRE et GASTOU) avait été reconnue.

A l'*autopsie*, il est des cas où on ne trouve aucune lésion macroscopique appréciable des méninges, en dehors d'une stase veineuse manifeste. Dans d'autres cas, on observe soit une con-

---

(1) HUTINEL. Méningites aigues non suppurées. *Tr. de méd. et thérap.* BROUARDEL, GILBERT, IX, 1902.

gestion œdémateuse des méninges de la convexité, soit un exsudat séro-purulent ou purulent, soit enfin une thrombose des sinus. Ces lésions n'ont rien de spécial aux infections qui nous occupent.

La *tétanie* peut se montrer au cours des infections gastro-intestinales des nourrissons à titre de manifestation relativement rare. Elle mérite cependant d'attirer un moment notre attention, car un certain nombre de médecins l'attribuent à une auto-intoxication d'origine gastro-intestinale (1) : Oddo (1896) s'est fait un des défenseurs de cette théorie qui a d'ailleurs soulevé de nombreuses critiques. Sans doute les troubles gastro-intestinaux sont fréquents dans la tétanie ; mais, d'une part, ils ne sont pas constants, et, d'autre part quand ils existent il est des cas où il est permis de se demander s'ils sont non pas la cause de la tétanie mais plutôt l'expression de l'état toxi-infectieux qui a déterminé celle-ci. Sur 60 cas de tétanie chez des nourrissons observés par Cassel, 36 avaient des troubles intestinaux aigus ou chroniques, tandis que 20 avaient un intestin parfaitement normal. Fischl (1896) montre que, pendant l'été, époque où les infections gastro-intestinales sont particulièrement fréquentes, la tétanie est plus rare que pendant

---

(1) Consulter Romme. La tétanie chez les enfants. *Revue clinique* in. *Rev. mens. des mal. de l'enfance.* xiv, 1896, p. 526.

la saison froide. Aussi Escherich, d'abord partisan de la théorie gastro-intestinale, l'a-t-il abandonnée ensuite.

Il ne faut cependant pas être trop absolu, et conclure, de ce que le rapport n'est pas constant entre les infections gastro-intestinales et la tétanie, que les premières ne peuvent jamais provoquer la seconde. Il est plus rationnel d'admettre que la tétanie relève de causes multiples : troubles gastro-intestinaux, rachitisme, infections diverses (rhumatisme, fièvre typhoïde, scarlatine, pneumonie, etc).

10° SANG. — Le plus souvent il y a diminution du nombre des globules rouges, quelle que soit la forme de l'infection.

Quant aux leucocytes, il n'y a rien de fixe dans leurs modifications : leur nombre est tantôt normal, tantôt augmenté, principalement dans les formes intenses, quelquefois diminué dans les formes chroniques graves. L'augmentation porte à la fois sur les lymphocytes et sur les polynucléaires : par contre il y a diminution et même absence fréquente des éosinophiles (D'ORLANDI)(1). Dans les diarrhées d'été, plus spécialement étudiées sous ce rapport par KNOX et WARFIELD, la leucocytose est variable, les polynucléaires augmentent et les lymphocytes diminuent.

---

(1) D'ORLANDI. Les globules blancs du sang dans les troubles digestifs du nourrisson. *Rev. mens. des mal. de l'enfance*, XVII, 1899, p. 3o).

Quant à la leucocytose digestive recherchée par
Gregor (1), A. Japha (2), Durando-Durante (3),
elle est très variable et on ne peut tirer de son
examen aucune déduction diagnostique ou pro-
nostique certaine.

11° Manifestations cutanées. — Au cours des
infections digestives, les *érythèmes* sont fréquents
(Parrot, Sevestre, Hutinel). Il n'en est guère
qui ne s'accompagnent d'érythèmes fessiers : on les
attribue généralement à l'irritation locale par les
matières fécales plus ou moins acides ; mais il faut
faire jouer également un rôle à la toxi-infection
générale, car il n'est pas rare de constater en
même temps des taches érythématheuses en
d'autres points du corps (Hutinel). Plus rarement on observe des érythèmes plus ou moins
généralisés, essentiellement polymorphes, morbil-
liformes, scarlatiniformes etc., qui peuvent s'accompagner d'accidents particulièrement graves
(Hutinel) (4). Ils paraissent surtout fréquents
dans les infections à streptocoques. Nous avons

---

(1) Gregor Untersuchungen uber Verdauungs-leu-
cocytose beim magendarm Kranken Sauglinge. *Thèse
de Breslau* 1897. (*Arch. de méd. des enfants*, 1898, I, p. 127).

(2) A. Japha. Die Leucocyten bei den Verdauungs
Krankeiten der Sœuglinge. *Jahrb f Kinderheilk.*, 1904

(3) Duranto-Durante Leucocitosi digestiva nei bam-
buri in condizioni normal e morbose del tubo intesti-
nali. *La Pedratria*. Juin 1901.

(4) Hutinel. Enterocolites aigues avec accidents graves
chez les enfants (choléra sec.) *Semaine médicale*, 28 janvier 1899.

pu, avec Pr. Merklen (1), démontrer le rôle de ces derniers dans un certain nombre d'observations, et nous avons également attiré l'attention sur le rôle pathogénique que peuvent jouer les altérations hépatiques.

Ces érythèmes s'accompagnent quelquefois de *purpura*, qui reconnaît une même pathogénie. Le purpura peut d'ailleurs exister seul, et s'observe surtout dans les infections chroniques cachectisantes où il est souvent localisé à l'abdomen.

Enfin on observe quelquefois des éruptions *bulleuses*, *pemphigoïdes*, des *abcès*, des *gangrènes* dus à des infections secondaires.

12° ATHREPSIE, RACHITISME. — Nous n'y insisterons pas. On les considère généralement comme la conséquence des infections chroniques. l'athrepsie était spéciale aux premiers mois, le rachitisme se développant d'une façon plus tardive.

---

(1) Nobécourt et Pr. Merklen. — Du rôle du streptocoque et des altérations hépatiques dans la production de certains érythèmes infectieux, *Rev. mens. des mal. de l'enfance*, juillet 1901.

VIII

DIAGNOSTIC, PRONOSTIC, TRAITEMENT

Il est en général facile de reconnaître l'existence des infections gastro-intestinales; le tableau clinique est en effet suffisamment net dans la majeure partie des cas pour que l'attention soit attirée du côté du tube digestif. D'ailleurs, étant donnée la fréquence de ces infections chez les nourrissons, l'esprit du médecin doit toujours être en éveil et penser à leur existence possible. Il faut se rappeler cependant qu'elles n'ont pas toujours une symptomatologie accentuée, qu'il est des cas nombreux dans lesquels, si l'esprit n'est pas prévenu, elles peuvent passer inaperçues. On ne doit pas faire de diarrhée le synonyme d'infection digestive; celle-ci peut exister avec de la constipation, et ce n'est pas toujours cette dernière variété qui est la moins redoutable. Il faut donc s'enquérir du nombre des selles, de leur couleur, de leur couleur, de leur nature fécale ou glaireuse, pour se rendre un compte exact du fonctionnement de l'intestin. On pourra ainsi déceler l'origine intestinale d'états fébriles, à propos desquels des hypothèses diverses auraient pu être faites. Dans certains cas, ce sont des complications, survenues principalement du côté des méninges, qui constituent le symptôme saillant : on pense à une méningite tuberculeuse ou non, alors qu'il ne s'agit que d'une toxi-infection digestive avec réaction méningée. D'autre fois, l'amaigrissement, des adénopathies, des symptômes pulmonaires même peuvent faire penser à la tuberculose, alors que ces symptômes relèvent d'une infection intestinale cachectisante. Multiples donc sont les causes d'erreur, et, dans bien des cas, le diagnostic restera en suspens. Souvent d'ailleurs le traitement, par l'amélioration qu'il apportera, apportera la preuve de l'exactitude du diagnostic d'infection intestinale qui aura été porté.

Le diagnostic de la forme clinique en présence de laquelle on se trouve se fera d'après l'ensemble des symptômes généraux et locaux. Il importera de se rendre compte, si on est en présence de poussées aiguës, de l'état antérieur de l'intestin, car ainsi on pourra prévoir dans une certaine mesure l'efficacité plus ou moins rapide du traitement, ou au contraire les échecs possibles.

Il faudra également, par un interrogatoire attentif des personnes qui soignent l'enfant, établir les conditions qui ont pu provoquer l'infection, rechercher s'il s'agit d'une des infections banales que nous avons décrites, ou d'une infection spécifique de l'intestin, ou encore si cette infection d'apparence banale n'est pas secondaire à une autre maladie (tuberculose, syphilis, rougeole, scarlatine, etc.)

Parmi les infections digestives spécifiques, il

faut penser à l'infection éberthienne, car la fièvre typhoïde du nourrisson n'est pas aussi rare qu'on le croyait autrefois ; les observations en sont nombreuses à l'heure actuelle, et nous-même avons pu en observer 4 cas dans le service du Pr Huti-nel (1). Le diagnostic est toujours difficile à cause du peu de symptômes pathognomoniques qui existent à cet âge. On doit penser à cette affection, quand la fièvre et la diarrhée persistent malgré le traitement. Le séro-diagnostic pratiqué alors permettra, s'il est positif, d'être affirmatif. Le diagnostic devient particulièrement délicat dans les cas analogues à celui que nous avons observé avec R. Voisin, où il a association de phénomènes d'entérite banale avec la dothienentérie.

D'un diagnostic précis, non seulement de l'existence de l'infection digestive, mais aussi de la forme qu'elle revêt, dépend le PRONOSTIC. Il est facile de concevoir que celui-ci est d'autant plus sérieux que les phénomènes de toxi-infection sont plus marqués, que les lésions anatomiques sont plus profondes, qu'il existe ou non des localisations extra-intestinales. Cependant les formes

---

(1) Nobécourt et Bertherand. **Deux cas de fièvre typhoïde chez des nourrissons de onze et quatorze mois.** *Soc de pédiatrie.* oct. 1900

Nobécourt et Roger Voisin. Fièvre typhoïde et entérite chez le nourrisson. *Rev. mens. des mal. de l'enfance,* janvier 1903.

les plus bruyantes ne sont pas toujours les plus graves : elles peuvent céder rapidement au traitement. D'autres au contraire, peu fébriles, et à allures subaiguës, sont plus sérieuses et plus rebelles : il en est ainsi de ces entérocolites graves, décrites par Hutinel, qui entravent la réalimentation et déterminent un état de cachexie parfois très accentué. Le choléra infantile est parmi les formes aiguës plus grave que les formes pyrétiques. D'ailleurs le pronostic dépend beaucoup du traitement et du moment où ce traitement peut être institué.

Le TRAITEMENT des infections gastro-intestinales doit être *prophylactique* et *curatif*.

La **Prophylaxie** comprend l'ensemble des mesures qui ont pour but d'empêcher le développement de l'infection digestive.

Si l'enfant est *allaité au sein*, il conviendra de veiller à la santé de la nourrice, d'éviter les conditions qui pourraient déterminer des modifications nuisibles de son lait. Il faudra régler minutieusement la répartition des tétées et les quantités de lait prises à chaque fois, en tenant compte de la capacité de l'estomac et de la rapidité de la digestion aux différents âges. En moyenne un enfant bien portant devra prendre de 500 à 600 grammes dans le premier mois (la première semaine exceptée) : puis on augmentera de 100 grammes environ chaque mois, jusqu'à 900 à 1000 grammes à partir du 5ᵉ mois. La quantité de lait prise à chaque tétée sera augmentée progressivement : 60 grammes au 1er mois, 80 à 100 grammes aux 2e et 3e mois, 120 grammes au 4e mois. L'intervalle des tétées ira en augmentant et par suite leur nombre en diminuant : de 8 ou 9 par 24 heures au début (une toutes les 2 heures le jour), il ne sera plus que de 7 ou 8 aux 2e et 3e mois, que de 6 ou 7 dans les mois suivants (une toutes les 2 h. 1/2 ou 3 h.). Il ne faut pas oublier que ces chiffres sont des moyennes ; comme tels, ils sont susceptibles de varier suivant les cas particuliers : il faut tenir compte du poids de l'enfant, de la façon dont il digère le lait, etc. C'est ainsi que, chez les enfants débiles, nés prématurément, BUDIN (1) calcule la quantité de lait à donner en supprimant le dernier chiffre du poids de l'enfant (exprimé en grammes) et multipliant le nombre restant par 2.

L'enfant est-il élevé *artificiellement* ou soumis à l'*allaitement mixte*, la première condition à réaliser est de ne lui donner que du lait de bonne qualité. Sauf exception, on ne peut donner le lait *cru*, qui est évidemment le meilleur. Il faut donc le donner *stérilisé* : suivant les cas il y aura avantage à donner soit le lait stérilisé à la maison avec l'appareil Soxhlet-Budin ou simplement bouilli, soit le lait stérilisé industriellement. Nous ne reviendrons pas ici sur les fautes à éviter dans la stérilisation du lait. On répartira

---

(1) BUDIN. Le nourrisson. Paris 1900.

d'ailleurs les prises de lait de la même façon que les tétées et à des doses à peu près analogues. Dans certains cas, il pourra être utile de couper le lait d'eau sucrée, au moins dans les premières semaines. Le lait de vache est le plus utilisé dans la pratique ; le lait de chèvre a été préconisé et nous a donné à nous-même de bons résultats. Le lait d'ânesse ne constitue qu'un aliment d'exception. Plus que l'allaitement au sein, l'allaitement artificiel présente comme écueil la suralimentation, qui est un facteur important d'infection digestive.

Nous n'insisterons pas sur les *conditions d'asepsie et d'antisepsie* dont on devra se préoccuper pour tout ce qui touche au nourrisson. Nous avons vu le danger qu'offre le contact avec d'autres enfants atteints d'infections digestives ou même peu malades, dans les salles d'hôpital ou dans les crèches. Toutes les fois qu'il sera possible, l'isolement de l'enfant lui sera favorable.

Quand l'enfant a atteint 8 à 10 mois, après l'éclosion des premières dents, il convient de lui donner d'autres aliments que le lait, et de remplacer peu à peu une partie du lait par ces aliments. L'*ablactation* et le *sevrage* doivent être faits avec de grandes précautions. De 8 à 10 mois, on donnera une bouillie et cinq tétées ou biberons de 200 grammes de lait sucré ; de 10 à 15 mois, deux bouillies (une d'elles avec jaune d'œuf après 12 mois) et 4 tétées ou biberons ; de 15 à 18 mois, on fera le sevrage, et on donnera du lait, des bouillies, de la purée de pommes de terre, des potages ou bouillies, etc. (MARFAN). On ne donnera pas de viande, avant 18 à 20 mois.

Traitement curatif. — Le traitement curatif des infections digestives découle directement de l'étiologie et de la pathogénie. Les indications principales sont les suivantes :

1° *Eliminer et détruire les germes et produits toxiques qui existent dans la cavité gastro-intestinale ; empêcher la pullulation des germes et la formation d'autres produits toxiques.* A ces indications répondent : la diète hydrique, le lavage de l'estomac et de l'intestin, les vomitifs et les purgatifs, les antiseptiques solubles et insolubles.

2° *Favoriser les sécrétions digestives, les réactions défensives de l'organisme contre la toxi-infection, l'élimination par les émonctoires.* On le fera à l'aide des alcalins, des injections de solutions salées physiologiques, des bains.

3° *Alimenter l'enfant dès qu'il sera possible :* lait, babeurre, kéfir, bouillon, viande crue, féculents, etc.

4° *Parer aux indications symptomatiques* et **aux** *complications diverses.*

Nous allons passer en revue ces différentes médications.

Diète hydrique. — La diète hydrique consiste dans la suppression absolue de toute alimentation, l'eau exceptée. Prescrite déjà de toute antiquité, sous forme de décoctions et de tisanes, au cours des maladies aiguës, elle a commencé à être employée d'une façon systématique par Netter (de Strasbourg) (1873), chez les cholériques, et par Luton (de Reims) (1874) (1) dans l'entérite aiguë des adultes et des jeunes enfants. Plus tard. E. Luton (1892), Rémy (de Nancy) (1893), et surtout Marfan (2) ont précisé ses indications dans le traitement des infections gastro-intestinales de l'enfance. Actuellement sa pratique est générale.

Luton avait établi les régles et indiqué le mode d'action de la diète hydrique, tels que nous les concevons actuellement, sous une forme plus précise. « Le malade est soumis à une *diète* rigoureuse et *absolue* ; il prend pour unique boisson de l'*eau fraîche*, bien filtrée et cela à *discrétion*. ...La théorie de cette médication est facile. Elle repose sur le fait de la prompte altération des matières alimentaires, et surtout des sucres et des fécules. au contact des surfaces malades et des produits qu'elles fournissent, produits jouant le rôle de *ferments*. Les résultats de cette altération sont des substances âcres ou acides, qui augmentent encore par leur présence le degré d'inflammation de l'intestin. Le seul fait de priver le malade de tout aliment et de boissons sucrées a donc pour

---

(1) A. Luton *Nouveau dictionnaire de médecine et de chirurgie pratiques*, XIX. 1874. Art. *Intestins*, p. 287.

(2) Marfan. La diète hydrique dans les gastro-entérites du nourrisson. *Archives de médecine des enfants*, I., 1898, p 406.

conséquence de supprimer cette cause d'irritation, et ensuite de détruire le ferment par inani-
tion, en ne lui fournissant pas son aliment
naturel ».

La diète hydrique a en effet pour premier
résultat de supprimer les fermentations et putréfactions intestinales, en privant de leur milieu de
culture les microbes qui les causent ; c'est donc
un moyen de réaliser l'asepsie digestive. De plus,
elle calme la soif et pare à la déshydratation des
tissus, qui est considérable par suite de la
diarrhée, et qui est bien mise en évidence par la
perte de poids. Enfin elle favorise la diurèse et
par suite l'élimination des poisons résorbés par
la muqueuse digestive.

On donne de l'*eau bouillie* ou une *eau miné-
rale naturelle*, faiblement alcaline ou gazeuse
(Evian, Vals, etc.) ; on la donne froide ou même
glacée, s'il y a tendance au vomissement, légèrement tiédie au cas d'algidité : on peut même alors
remplacer en partie l'eau simple par du *thé*
faible, du *grog* léger ou de l'*eau champagnisée*.
Larger (1), dans le but de combattre l'acidité
extrême de l'intestin, a préconisé la *diète hydrique alcaline*, réalisée par l'eau de Vichy (Céles-
tins) donnée à discrétion, jusqu'à ce que les
selles ne rougissent plus le papier de tournesol
bleu. Dans le but de parer à la déshydratation

---

(1) LARGER. Traitement de la diarrhée infantile par
la diète hydrique alcaline. *Bulletin médical*, 23 mars 1898.

des tissus nous avons. avec VITRY (1) donné au lieu d'eau pure, la solution physiologique de NaCl et nous avons vu les phénomènes intestinaux s'amender aussi rapidement : mais nous avons constaté une augmentation de poids, au lieu de l'amaigrissement que l'on observe en pareil cas.

La quantité d'eau donnée à l'enfant doit être assez considérable. D'une façon générale. « il faut remplacer la quantité de lait qu'on ne donne pas par une quantité au moins équivalente d'eau bouillie ». (Marfan). On peut arriver à faire ingérer dans les vingt-quatre heures un litre d'eau chez les enfants de 5 à 6 mois. un litre et demi et même plus. au-dessus d'un an. L'eau sera donnée au biberon. ou à la timbale. ou à la cuiller.

On peut. suivant le conseil de LUTON, donner l'eau à discrétion. Suivant le cas. on présentera à l'enfant 50 gr. toutes les demi-heures, 100 gr. toutes les heures. 150 gr. toutes les heures et demi ou toutes les deux heures. (Marfan). Hutinel (2). préfère l'administrer par petites quantités souvent répétées : une cuillerée à dessert, une. cuillerée à soupe. un verre à liqueur toutes les 15 ou 20 minutes. « Si on remplit trop l'estomac, on provoque le vomissement et on

---

(1) NOBÉCOURT et VITRY. Influence de l'ingestion de chlorure de sodium sur le poids des nourrissons *Bull. de la Soc. de pédiatrie*, 15 décembre 1903.

(2) HUTINEL. Traitement des gastro-entérites aiguës des nourrissons. *Rev. mens. des maladies de l'enfance*, XXI, 1903 ; p. 337.

impose au malade une fatigue inutile. Il faut tâter la tolérance des enfants et ne jamais dépasser ses limites ».

Les effets de la diète hydrique ne tardent pas à se faire sentir ; la soif se calme, la fièvre baisse, les urines reparaissent, les vomissements cessent, les selles deviennent moins fréquentes et moins liquides. Dès que ces bons résultats sont obtenus, dès que le contenu de l'intestin a été évacué, les indications de la diète hydrique cessent, et il faut penser à réalimenter l'enfant. C'est là une entreprise délicate et qui nécessite une grande prudence : nous y reviendrons.

En tout cas, la diète hydrique ne doit pas être prolongée trop longtemps, sous peine de devenir dangereuse, surtout chez les très jeunes enfants ; l'eau en effet n'est pas un aliment suffisant ; elle est impuissante à assurer la réfection des éléments et des tissus et elle n'empêche pas longtemps l'autophagie de se produire. (HUTINEL). Suivant les cas, c'est au bout de 12, 24, 48 heures que l'on fera les premières tentatives ; il peut cependant être utile de les retarder davantage, mais le cas est assez rare. Souvent, d'ailleurs, on sera obligé de revenir momentanément à la diète à une ou plusieurs reprises.

Telles sont les règles de la diète hydrique. Préconisée d'abord dans le choléra infantile, elle trouve ses indications dans la plupart des formes des infections gastro-intestinales des jeunes enfants, aiguës ou chroniques. Dans les

— 175 —

formes aiguës pyrétiques et surtout algides, elle doit être appliquée avec toute sa rigueur : dans les formes légères apyrétiques ou peu fébriles, elle n'est pas obligatoire, mais cependant mérite d'être prescrite, car elle évite souvent une prolongation ou une aggravation de l'affection. Dans les formes chroniques, elle ne trouve son application qu'au moment des poussées aiguës.

LAVAGE DE L'ESTOMAC. — Le lavage de l'estomac constitue un moyen de traitement des infections gastro-intestinales dont la valeur a été très discutée. Pratiqué pour la première fois par EPSTEIN (1880) dans le choléra infantile, il l'a été ensuite par LÉO (1888), BAGINSKY, HÉNOCH, RANKE (de Munich), HIRSCHSPRUNG, ESCHERICH, HUTINEL, LESAGE, MARFAN, etc., qui ont émis à son sujet des opinions variables. On en trouvera l'exposé dans les thèses d'OLMIÈRES (1) et de E. PRUNEAU (2).

On peut pratiquer le lavage de l'estomac soit avec le tube spécial de FAUCHER (1888), soit plus simplement avec une sonde uréthrale dont le calibre peut varier du n° 10 au n° 30 de la filière CHARRIÈRE, et à l'extrémité inférieure de laquelle on pratique avec des ciseaux un orifice longitudinal supplémentaire. Sur l'extrémité supérieure de cette sonde on adapte un tube de caoutchouc

---

(1) OLMIÈRES. Des indications du lavage de l'estomac chez les enfants. *Thèse de Paris*, 1896.

(2) E. PRUNEAU. Les indications du lavage de l'estomac en médecine infantile. *Thèse de Paris*, 1902.

assez large, long de 0 m. 75 à 1 m., qui aboutit d'autre part à un entonnoir en verre d'une capacité minima de 200 cc.

Le liquide à employer est l'eau bouillie, ou mieux la solution de chlorure de sodium à 7 p. 1000, ou encore l'eau de Vichy naturelle ou artificielle ; cette dernière a des indications spéciales sur lesquelles nous reviendrons. Les solutions antiseptiques préconisées par certains médecins, faites avec de l'acide borique, du nitrate d'argent, de la résorcine, du thymol, etc., n'ont aucun avantage et peuvent au contraire présenter des inconvénients. Le liquide destiné au lavage sera le plus souvent tiède ; s'il y a une fièvre élevée, il pourra être frais, mais jamais froid ; s'il y a hypothermie, on pourra le chauffer à 38°.

L'appareil et le liquide de lavage étant préparés, on place l'enfant, enveloppé dans une alèze qui immobilise les bras, sur les genoux d'un aide, qui le maintient dans la position verticale ou dans le décubitus dorsal. Puis le médecin introduit l'index de la main gauche dans la bouche pour abaisser la langue, tandis que de la main droite il fait pénétrer jusque dans le pharynx la sonde lubréfiée avec de la glycérine ; la présence de celle-ci provoque un mouvement de déglutition qui facilite le passage dans l'œsophage ; il suffit de pousser doucement pour pénétrer dans l'estomac. A ce moment, si on a eu le soin de baisser l'entonnoir, on y voit pénétrer les liquides gastriques.

On verse alors dans l'entonnoir de 50 à 100 grammes de liquide, et on l'élève à une faible hauteur au-dessus du plan de l'estomac (20 ou 30 centimètres) : le liquide s'écoule dans la cavité gastrique : quand il est à peu près complètement pénétré, on abaisse vivement l'entonnoir au-dessous du plan de l'estomac : le liquide sort alors pur ou chargé de mucus, de caillots de lait, etc., et on le laisse tomber dans un récipient. On recommence à plusieurs reprises, jusqu'à ce que le liquide revienne clair. La quantité totale de liquide à employer ne peut donc être déterminée d'une façon précise. Ce qu'il importe, c'est de n'en faire pénétrer qu'une faible quantité à la fois et sous une faible pression..

Le nombre des lavages varie suivant les indications ; on peut en faire un ou deux par jour et les répéter plus ou moins longtemps. Si l'enfant est alimenté, il faut les pratiquer autant que possible à la fin de la période digestive, 3 heures environ après les repas.

Au cours du lavage, il peut arriver que la sonde s'obstrue : en pareil cas, il suffit habituellement de faire varier à plusieurs reprises la hauteur de l'entonnoir pour la déboucher.

Le lavage de l'estomac peut être cause d'accidents dont il faut être prévenu, et qui d'ailleurs sont extrêmement rares. EPSTEIN n'en a jamais observés sur 1000 qu'il a pratiqués dans son service d'hôpital de Prague : nous-même également dans le service du professeur HUTINEL à l'hospice des Enfants Assistés. Les uns sont d'ordre mécanique : pénétration de la sonde dans le larynx, reflux des liquides entre la sonde et les parois de l'œsophage avec inondation du larynx et suffocation, hémorragie gastrique ; ils sont très rares et faciles à éviter en se conformant à la technique que nous avons décrite. Les autres sont de nature nerveuse, crises convulsives ou tétaniques, et peuvent être très graves ; ils ont été signalés par Marfan ; ils surviennent au bout d'un quart d'heure à une heure et demie après le lavage ; ils sont d'ailleurs rares et ne doivent pas faire rejeter définitivement de la pratique le lavage de l'estomac.

Ce lavage a du reste des effets manifestes, qui permettent d'en fixer les indications : effets mécaniques qui consistent dans l'évacuation et le nettoyage de l'estomac : effets réflexes, qui sont les contractions musculaires de l'estomac, de l'intestin, de la paroi abdominale, et l'hypersécrétion des glandes digestives.

Des indications et des contre-indications du lavage existent dans les différentes formes d'infections gastro-intestinales que nous avons distinguées.

Dans le *choléra infantile*, les avis sont très partagés. On peut, avec Pruneau, les grouper en trois catégories :

1° Pour les uns (Epstein, Thomas (de Fribourg), Ranke, Hirschprung, etc.), le lavage est sans inconvénient et doit être pratiqué dans tous les cas, d'une façon systématique.

2⁰ Pour d'autres (BAGINSKY, ESCHERICH, LESAGE, MARFAN, etc), le lavage de l'estomac doit être proscrit du traitement du choléra infantile, à cause des dangers auxquels il expose l'enfant (convulsions, tétanie, collapsus).

3⁰ Pour d'autres enfin, il ne doit pas y avoir de règle absolue, les indications et les contre-indications variant suivant les cas (LÉO, d'ESPINE et PICOT, HUTINEL, etc). Il est indiqué, au début, dans les cas où l'estomac est surchargé de lait, car la présence de ce lait traversant l'intestin y provoquerait des accidents graves; il agit plus vite qu'un vomitif et n'a pas les mêmes inconvénients (HUTINEL); il l'est encore à la période algide, si les mêmes conditions se présentent, mais alors on doit le faire avec de grandes précautions pour ne pas aggraver ou provoquer le collapsus. En tous cas, dès que le but est atteint, c'est-à-dire dès que l'estomac a été débarrassé de son contenu, on doit cesser les lavages.

Dans les *formes aiguës pyrétiques*, les indications sont les mêmes.

Dans un cas comme dans l'autre, le lavage peut être indiqué, après la phase aiguë, quand on essaie de réalimenter l'enfant. Il y a des cas en effet où les vomissements reparaissent dès qu'on fait pénétrer dans l'estomac quelques gouttes d'un liquide alimentaire : si on fait alors le lavage deux ou trois fois par jour, à chaque fois, une certaine quantité d'aliment peut ensuite être tolérée (HUTINEL).

Dans les *infections gastro-intestinales chroniques*, le lavage de l'estomac a ses indications dans les cas où les vomissements constituent un symptôme prédominant, indiquant un certain degré de stase gastrique avec dilatation et spasme du pylore.

Enfin dans les cas où l'infection gastro-intestinale se complique de *muguet* buccal, HUTINEL pratique le lavage de l'estomac à l'eau de Vichy deux fois par jour. Au bout de deux ou trois jours le muguet disparaît, et l'état de l'intestin s'améliore.

Telles sont les indications du lavage de l'estomac. Il ne constitue par un moyen thérapeutique systématique, mais un procédé qu'il faut savoir employer ou rejeter suivant les cas. On l'a trop vanté et on l'a trop dénigré. Aussi peut-on dire avec HUTINEL : « Il y a une douzaine d'années nous avons abusé de ce procédé; maintenant nous ne l'employons plus assez. »

LAVAGE DE L'INTESTIN (ENTÉROCLYSE). — Le lavage de l'intestin a été préconisé pour la première fois par MONTI (1886) dans le traitement des infections gastro-intestinales des nourrissons. Il a été employé ensuite avec succès par BAGINSKY, ESCHERICH, HUTINEL, LESAGE, DAUCHEZ, etc.

La technique est au moins aussi simple que celle du lavage de l'estomac. Voici comment nous le voyons pratiquer journellement dans le service du professeur HUTINEL, à l'hospice des Enfants-Assistés.

On prend comme réservoir un grand bock en verre d'une capacité de deux litres, portant à sa partie inférieure une tubulure, sur laquelle on adapte un tube de caoutchouc, long de un mètre et demi environ, et gros comme le petit doigt. A l'autre extrémité de ce caoutchouc, on fixe à l'aide d'un petit tube de verre une sonde molle uréthrale, n° 25 de la fillière Charrière. On emploie comme liquides l'eau bouillie, l'eau salée à 7 pour 1000, la décoction de racines de guimauve ou de graines de lin, aux mêmes températures que pour le lavage de l'estomac.

L'enfant est placé dans le décubitus dorsal ou mieux sur le côté droit, les cuisses fléchies sur l'abdomen. La sonde enduite de vaseline est enfoncée doucement dans le rectum jusqu'à 10 ou 15 centimètres environ. On fait élever alors le bock à 30 ou 40 centimètres au-dessus du plan du lit, et le liquide passe lentement dans l'intestin. Suivant l'âge, on fait pénétrer 1 2 litre, 1 litre. 1 litre 1 2. Il est bon au début de retirer de temps en temps la sonde, pour permettre aux matières fécales de s'écouler avec la première portion du liquide. On pourra répéter le lavage matin et soir et davantage, s'il est nécessaire.

Le lavage de l'intestin a pour premier effet de le débarasser des matières qu'il contient et de panser en quelque sorte la muqueuse intestinale, au besoin avec des substances médicamenteuses. D'après Lesage et Dauriac, le liquide du lavage peut franchir la valvule de Bauhin, pénétrer dans l'intestin grêle et même dans l'estomac : mais il n'est pas nécessaire de chercher à obtenir un tel résultat car la pression nécessaire pourrait n'être pas sans danger. Le lavage a encore pour effet de faire absorber une certaine quantité d'eau, et enfin, suivant la température à laquelle on le fait, d'abaisser la fièvre ou au contraire de combattre l'hypothermie.

Somme toute, la principale indication des lavages réside dans la présence dans l'intestin de matières putrides et toxiques qu'il y a intérêt à évacuer. Comme tous les agents thérapeutiques, ils demandent à être maniés avec esprit critique, et ils doivent être conservés dans le traitement des affections que nous étudions.

On leur a fait beaucoup de reproches ; ils irriteraient et distendraient le gros intestin, ils dilueraient les toxines et faciliteraient leur résorption. Le premier reproche ne susbsiste pas, quand on applique les règles que nous avons rappelées. Quant au second, il est très discutable. « Je n'ai jamais rien vu de pareil, écrit HUTINEL ; la dilution des toxines, loin d'être à craindre, a généralement pour effet de les annihiler. »

Le plus souvent l'entéroclyse doit être pratiquée avec le liquides que nons avons indiqués au début. Quelquefois, on pourra se servir de solutions antiseptiques, principalement dans les formes où le processus anatomique, assez intense, est localisé ou prédomine au niveau du gros intestin. On a employé l'acide borique à 3 ou

4 p. 100, l'hyposulfite de soude à 5 p. 100. l'eau oxygénée. L'eau oxygénée donne de bons résultats dans les infections dysentériformes qui s'accompagnent de selles glaireuses, quelquefois sanguinolentes, d'odeur putride. Nous avons pu en observer les bons effets dans le service de Pr HUTINEL, en employant la formule suivante (ROGER) :

Eau oxygénée.	5o à 100 gr.
Chlorure de sodium.	5 gr.
Phosphate de soude.......	3 gr.
Bicarbonate de soude.....	o gr. 5o.
Eau bouillie.......... ..	Q. S pour un litre.

Chaque jour 2 ou 3 lavements de 15o à 25o grammes.

VOMITIFS PURGATIFS. — Nous n'insisterons pas sur l'emploi des vomitifs qui répondent aux mêmes indications que le lavage de l'estomac et présentent plus que lui l'inconvénient de déprimer les forces de l'enfant et de provoquer le collapsus. Ils ne doivent donc pas être conseillés et ce n'est qu'exceptionnellement que le médecin aura à les prescrire.

Il n'en est pas de même des purgatifs qui ont le double effet d'évacuer les produits nuisibles contenus dans l'intestin et de diminuer le nombre des germes, comme l'ont montré GILBERT et DOMINICI. Ils agissent dans le même sens que le lavage de l'intestin, mais sans faire avec lui double emploi, ce dernier ne portant ses effets, dans la pratique, que dans les parties inférieures du tube digestif. Ils auront donc, d'une façon générale, leurs indications dans les formes aiguës ou subaiguës d'infections gastro-intestinales qui s'accompagnent de constipation ou de diarrhée légère, ou de selles putrides, verdâtres, glaireuses, tandis qu'ils seront contre indiqués quand il y aura une diarrhée abondante, comme dans le choléra infantile.

Les purgatifs que le médecin a à sa disposition sont assez nombreux; tous n'ont pas les mêmes avantages ou les mêmes inconvénients.

Un des purgatifs, longtemps le plus employé, est le *calomel*, que l'on peut prescrire de deux façons :

1° à dose purgative :

    0,05 centigr. dans les 3 premiers mois,
    0,10   —   de 3 à 12 mois,
    0,20   —   après 12 mois,

mêlé à du sucre, en un ou deux paquets, dans du lait ou de l'eau.

2° à doses filées : un centigramme toutes les deux heures (LESAGE), — un demi-centigramme de demi-heure en demi-heure, jusqu'à 4 ou 5 centigrammes au maximum (HUTINEL).

D'après Lesage, les indications respectives de ces deux méthodes seraient les suivantes. « Si l'enfant a du tympanisme, de la diarrhée peu abondante, fétide, de la fièvre, le mieux est de faire usage des doses purgatives. Si le ventre est mou, si la diarrhée est forte, aqueuse, s'il y a de la tendance à l'algidité, le mieux est d'avoir recours aux doses filées. » Dans ce dernier cas, il s'agit du choléra infantile, et, dans cette forme d'infection gastro-intestinale, l'emploi du calomel est très discuté : d'Espine et Picot, Hutinel, Marfan en rejettent l'emploi.

En somme, c'est surtout dans les infections gastro-intestinales subaiguës ou chroniques, s'accompagnant de constipation habituelle, avec selles blanches et fétides que le calomel trouvera son emploi ; suivant l'âge de l'enfant, suivant son état général, on emploiera l'une ou l'autre façon de l'administrer.

Le *sulfate de soude* est un purgatif que l'on déconseille généralement dans les quinze premiers mois. Il a quelquefois ses indications chez les nourrissons plus âgés, particulièrement dans les entéro-colites aiguës, muqueuses et dysentériformes, que l'on observe au moment du sevrage. On le prescrira à la dose de 5 à 10 grammes au début, et on se trouvera bien de poursuivre son emploi pendant 8 à 10 jours, à la dose quotidienne de 1 ou 2 grammes. Hutinel, Aviragnet (1) ont obtenu ainsi des résultats très favorables (2).

---

(1) Aviragnet. Traitement des colites aigues muqueuses et dysentériformes chez l'enfant par le sulfate de soude. *Soc. de pédiatrie*, octobre 1900.

(2) Dans des cas analogues, Rousseau St-Philippe a employé avec succès la macération à froid de poudre de Guarana, à la dose moyenne de 0 gr. 50 de poudre

On peut encore employer *l'huile de ricin* (2 à 4 grammes avant 6 mois, 4 à 8 grammes de 6 mois à 2 ans), la *magnésie*, la *rhubarbe*, etc.

Antiseptiques et astringents. — La diète hydrique, les lavages de l'estomac et de l'intestin, les purgatifs constituent les vrais moyens de désinfecter le tube digestif au cours des infections aiguës. Mais il est des médicaments que l'on prescrit comme antiseptiques ou astringents, qui ont leur utilité dans certains cas. Nous ne parlerons pas de certains antiseptiques solubles (acide borique, borate de soude, salicylate de soude, résorcine, etc.), qui sont résorbés dans les parties supérieures de l'intestin, dont l'action est nulle et quelquefois nuisible. Nous retiendrons seulement quelques substances qui ont fait leurs preuves.

L'acide lactique a été introduit dans la pratique par Hayem et Lesage en 1886 : il jouit de propriétés astringentes et antiseptiques et peut être absorbé à fortes doses sans accidents. Lesage a pu en faire prendre à des nourrissons jusqu'à 15 et 20 grammes par jour. Considéré avec exagération pendant un temps presque comme le spécifique du choléra infantile, il a cependant son

---

par 24 heures dans les deux premières années, de 1 à 2 grammes chez les enfants plus âgés. (Du traitement de l'entérocolite dysentériforme des enfants par la poudre de Guarana. *Bulletin médical*, 6 juin 1900).

utilité, non seulement dans le choléra infantile, mais encore dans les infections aiguës pyrétiques et au moment des poussées dans les infections subaiguës et chroniques.

Lesage formule la potion suivante :

Acide lactique.,.........,....	3 grammes
Sirop de coings..	25 —
Eau distillée....	100 —

On donne toutes les demi-heures, pendant trois heures, une cuillerée à café avant un an, une cuillerée à soupe après un an : puis on espace les prises d'heure en heure pendant 8 à 10 heures : on supprime au moment de la reprise de l'alimentation.

Hutinel conseille des doses plus faibles. « Une limonade, contenant par litre 5 grammes d'acide lactique, peut être donnée en grande quantité et est toujours bien tolérée ».

A la place de l'acide lactique, on peut donner la *limonade chlorhydrique* (1 gr. 60 p. 1000) par cuillerées à entremets toutes les deux heures (Hutinel).

Les substances suivantes, qui sont insolubles. agissent comme astringents ou comme antiseptiques. Les antiseptiques insolubles « traversent tout l'intestin, et leur emploi semble logique : mais ne vous y fiez pas : dans les cas graves ils ont une action beaucoup trop lente pour être de quelque utilité ; si vous vous en contentez, souvent l'enfant sera mort avant qu'ils ne soient arrivés au gros intestin. Au contraire, lorsque les accidents graves du début ont disparu, si les selles restent trop abondantes et trop liquides, vous pourrez donner à vos malades du sous-nitrate, du salicylate de bismuth ou du dermatol, du talc, du tannigène, etc. De même les antiseptiques insolubles peuvent trouver leur emploi dans les gastro-entérites bénignes, apyrétiques et dans les infections subaiguës et traînantes ; mais, je le répète, ce ne sont pas les médicaments des cas graves ». (HUTINEL). Telles sont, très bien résumées, les indications des médicaments que nous allons passer en revue.

Le *sous-nitrate de bismuth* a été utilisé tout d'abord par TROUSSEAU dans le traitement du choléra infantile ; le *salicylate de bismuth* a été introduit dans la thérapeutique infantile par STÉPHANICIS (1875) et EHRING, (de MUNICH 1888) ; le *phosphate de bismuth* par DÖRFFLER, de (WEISSENSEE). On prescrit ces différents sels à la dose de 0,50 centig. à 2 gr. suivant l'âge, à prendre en 4 ou 5 fois dans les 24 heures, soit délayés dans un peu d'eau, soit en potion. Ils ont une action astringente et antiseptique, non seulement d'ordre physique ou mécanique, mais aussi d'ordre chimique ; d'après les expériences de MATTHES, de FISCHER, de FUCHS, leur absorption provoque une augmentation de la sécrétion du mucus, et on retrouve le bismuth, réduit à l'état de protoxyde de bismuth et solubilisé, dans une couche de mucus noirâtre qui tapisse la paroi du tube digestif. A côté des sels dont nous venons de parler, on a préconisé une substance albuminoïde qui contient à peu près 20 p. 100 de bismuth, la *bismuthose*, avec laquelle WITTHAUER et ELSNER ont eu des résultats très favorables, prise soit en poudre (une pincée 4 ou 5 fois par jour dans de l'eau), soit en potion faite de la façon suivante : (1)

Bismuthose .... ⎫
Mucilage de gomme arabique...... ⎬ ââ 15 gr.
Eau stérilisée................Q. S.   p. 100 gr.

a prendre par cuillerées.

Le *naphtol* β est peu employé ; le *benzonaphtol* l'est davantage soit seul, soit associé au bismuth. On donne avant un an : benzonaphtol, 0,50 gr., salicylate de bismuth 1 gr. : après un an 1 gr. de chaque, répartis en 3 ou 4 paquets dans les 24 heures.

Le *tannigène*, poudre insoluble dans l'eau, inodore et insipide, qui traverse l'estomac sans se décomposer, a été préconisé par MEYER, ESCHERICH, etc. On donne 4 à 6 fois par jour des paquets de 0,25 cgr. avant un an, de 0,50 cgr. après un an. Ses effets sont surtout favorables dans les infections subaiguës et chroniques. Il a une action astringente et antiseptique par suite de

---

(1) B. LAQUER. Sur les effets thérapeutiques du bismuth et de ses composés (surtout de la bismuthose). *Arch. de méd. des enfants*, juin 1903.

ses combinaisons insolubles avec les substances toxiques du contenu intestinal.

La *tannalbine*, qui est un tannate d'albumine, traverse l'estomac sans être modifiée, et dans l'intestin se décompose en formant des tannates alcalins. GOUNDOBINE(1), FRIEDJUNG (2) etc., en ont obtenu des résultats très bons : le premier prescrit deux à quatre doses de 0,10 cgr. aux enfants de moins d'un an, et de 0,20 cgr. à un âge plus avancé ; le second 0,75 cgr. à 1 gr. 50 en 3 fois chez les premiers, 2 gr. à 2 gr. 50 chez les seconds.

L'*opium*, si précieux chez l'adulte, est généralement banni de la thérapeutique des infections gastro-intestinales des nourrissons : TROUSSEAU, BAGINSKY, etc., le considèrent comme extrêmement dangereux dans le choléra infantile, et susceptible de provoquer le collapsus. Cependant RILLIET et BARTHEZ, J. SIMON, d'ESPINE et PICOT, COMBY, etc., considèrent qu'il peut avoir son utilité à petites doses. J. SIMON prescrivait, dans un julep de 120 grammes, le laudanum de Sydenham à la dose de une demi-goutte avant six mois, de une goutte de 6 mois à 1 an, de deux gouttes dans la deuxième année, et faisait prendre cette potion par cuillerées à café d'heure en heure. D'ESPINE et PICOT donnent X gouttes

---

(1) GOUNDOBINE. Tannalbine dane les entérites des enfants. *Arch. de méd. des enfants.* 1898, I, p. 309.

(2) FRIEDJUNG. *Jahrb. f. Kinderheik,* 1897. XLV, p. 45.

d'élixir parégorique dans une potion de 120 grammes, par cuillerée à café toutes les 1/2 heure, pour un enfant de 6 à 14 mois. Dans tous les cas, la potion doit être supprimée dès que l'effet est obtenu.

Luton (1), dans la période algide des entérites suraiguës cholériformes et dans le choléra, a même préconisé la morphine, « pour faire cesser les douleurs et l'agitation et aussi à titre de réchauffant et de stimulant ». « Nous avons obtenu également, dit-il, de remarquables succès dans le choléra infantile, en graduant les doses suivant l'âge des malades. Chez les plus jeunes enfants, 1 milligramme de sel de morphine est supporté sans inconvénients. Il n'existe pas à notre connaissance de moyen plus énergique pour déterminer la période de réaction. »

La *levure de bière* a été proposée dans le traitement des infections gastro-intestinales des nourrissons par THIERCELIN et CHEVREY (2), par BLANCHET (3). On emploie la levure fraîche ou la levure sèche en lavements ou par la bouche, à la dose de deux ou trois cuillerées à café par jour.

---

(1) LUTON. *Loc. cit.*, p. 287.

(2) THIERCELIN et CHEVREY. La levure de bière dans le traitement des gastro-entérites *Rev. de thérap. médico-chirurgicale*, 1 déc. 1899.

(3) BLANCHET. Traitement des entérites par la levure de bière. *Thèse de Paris*, 1900.

Les lavements sont faits avec une cuillerée à café délayée dans 50 ou 60 grammes d'eau bouillie, et sont donnés au moyen d'une sonde et d'une poire en caoutchouc. La levure de bière paraît avoir de bons effets quand la diarrhée persiste après la phase aiguë des infections gastro-intestinales et dans les infections chroniques ; elle n'est pas indiquée pendant les poussées aiguës.

La levure de bière semble avoir une action sur les microbes et sur leurs toxines. L'action sur les microbes *in vitro* est plus ou moins marquée suivant les espèces, suivant la variété de levure et suivant le milieu de culture, comme nous l'avons montré expérimentalement (1). L'action sur les toxines paraît plus importante, comme HALLION et nous-même l'avons montré pour la toxine diphtérique (2). Cette double action est due vraisemblablement pour une bonne part à l'acidification du milieu sous l'influence de la végétation de la levure. Il ne nous semble donc pas qu'on puisse la prescrire indifféremment dans tous les cas : ses indications doivent être précisées. « Si d'après les données cliniques, avons-nous écrit ailleurs (3), les levures semblent

---

(1) P. NOBÉCOURT. Action *in vitro* des levures sur les microbes. *Soc. de biologie*, 28 juillet 1900.

(2) P. NOBÉCOURT. Action des levures sur la virulence du bacille de Lœffler et sur la toxine diphtérique *Soc. de biologie*, 28 juillet 1900.

(3) P. NOBÉCOURT. Le sort et le rôle des levures introduites dans le tube digestif. *Semaine médicale*, 9 janvier 1901.

agir en modifiant les fermentations intestinales, il ne faut pas se borner à cette formule générale : l'expérimentation permet de supposer qu'elles interviennent, au moins en partie, en acidifiant le milieu ; par suite elles ne conviennent pas également à tous les états morbides, elles peuvent même nuire à certains. Enfin, comme nous croyons l'avoir montré, quelques levures, loin d'avoir un effet utile peuvent, au contraire, être nuisibles, et toutes ne semblent pas avoir la même action dans les différents cas ».

ALCALINS. — Les alcalins n'ont pas d'indications spéciales au moment de la période aiguë des infections digestives. On les donnera au contraire avec fruit, à titre prophylactique, chez les enfants présentant les troubles dyspeptiques prémonitoires de l'infection, et dans les infections subaiguës ou chroniques, qui s'accompagnent de troubles des sécrétions digestives et d'une diminution de l'activité hépatique.

On pourra donner *l'eau de Vichy*, à la dose d'une cuillerée à café ou deux après chaque tétée, ou des paquets contenant 0,10 à 0,20 centigrammes de *bicarbonate de soude* (4 à 5 par jour).

INJECTIONS SOUS-CUTANÉES DE SOLUTIONS SALINES ; SÉRUMS ARTIFICIELS. — C'est à LUTON (1884), le promoteur de la diète hydrique dans le traitement du choléra infantile, que l'on doit l'emploi des injections salines dans cette affection, ainsi que dans l'athrepsie de Parrot, qui est l'aboutissant des infections gastro-intestinales chroniques (1). Après lui, WEISS (1888), SAHLI (1890), WILD (1892), DEMIÉVILLE (1892), etc. les ont employées avec succès dans le choléra infantile; HUTINEL et ses élèves MAROIS et THIECELIN également dans cette affection et dans les infections chroniques. Depuis la pratique s'est généralisée.

La solution la plus fréquemment utilisée est celle de chlorure de sodium à 7 gr. 50 ou 8 gr. pour 1000 gr. d'eau stérilisée. Plus rarement on utilise la formule de HAYEM (2) ou celle de CHÉRON, cette dernière ayant l'inconvénient de contenir une dose assez forte d'acide phéniqne. Peut-être y aurait-il intérêt à prescrire d'autres solutions.

La solution physiologique de chlorure de sodium, dont nous nous occuperons seulement, est injectée dans le tissu cellulaire sous-cutané; les injections intra-veineuses ne sont guère possibles chez le nourrisson; les injections intra-périto-néales qui ont été proposées ne sont pas entrées dans la pratique. On injecte des doses massives ou des petites doses.

---

(1) LUTON injectait la solution suivante :

  Sulfate de soude 10 grammes
  Phosphate de soude 3 grammes
  Eau distillée   100 grammes

(2) Formule de HAYEM.

  Sulfate de soude 10 grammes
  Chlorure de sodium 5 grammes
  Eau distillée   1 litre.

Les doses massives sont : chez les nourrissons de 1 à 2 mois, 10 ou 15 centimètres cubes. 2 ou 3 fois par jour (Hutinel), au plus 50 ou 60 centimètres cubes dans les 24 heures : chez ceux de 3 à 4 mois, 100 grammes ; chez les enfants plus âgés, 150 à 200 grammes et plus.

Les faibles doses sont de 10 à 20 centimètres cubes chaque jour.

L'action des injections salines est complexe. A fortes doses, elles augmentent la masse sanguine, relèvent la pression artérielle et facilitent la diurèse ; elles élèvent la température de 0°2 à 0°8, que la température soit normale ou fébrile, l'ascension thermique atteignant son maximum 3 à 4 heures après l'injection, et augmentant les pulsations de 20 en moyenne (BARBIER et DEROYER) (1) ; elles accroissent également l'excrétion de l'urée (HUTINEL). Avec les faibles doses on obtient des phénomènes analogues à ces derniers et même, d'après les expériences de CHARRIN et DESGREZ sur le lapin, tandis que les petites doses augmentent la quantité d'urée de l'urine, les fortes doses l'abaissent,

Les doses élevées ont surtout leurs indications dans les formes qui s'accompagnent d'une diarrhée abondante et par suite d'une forte déperdi-

(1) BARBIER et DEROYER. Sur l'emploi des injections sous-cutanées d'eau salée stérilisée (sérum artificiel) dans l'infection intestinale chez les nourrissons. *Rev. mens. des mal. de l'enfance*, XIV ; 1896, p. 580.

tion en eau de l'organisme, principalement dans le choléra infantile. En pareil cas, elles doivent être faites d'une façon précoce. Sous leur influence, la température s'élève légèrement, le pouls s'accélère, les extrémités se réchauffent. On doit les prolonger jusqu'à amélioration de l'état général et arrêt de la perte du poids.

Dans les autres formes d'infections aiguës, les indications sont les mêmes, mais on doit être plus réservé, puisque ces injections sont susceptibles d'élever la température.

Dans les infections chroniques conduisant à l'athrepsie, ce sont les petites doses qui ont leurs indications ; cependant on ne doit pas les prolonger plus de deux ou trois semaines, car alors les bons effets cessent et on voit les enfants devenir pâles et bouffis, d'aspect anémique (HUTINEL) ; on constate en même temps une diminution de la quantité d'oxyhémoglobine du sang (8 à 9 p. 100, au lieu de 14 à 16 p. 100), qui n'est pas due à une destruction des hématies, mais à la dilution du sang (M. Labbé (1). Chez les enfants tuberculeux, ces injections peuvent en outre entretenir la fièvre (HUTINEL (2).

Injections de sérum sanguin. — On a préconisé, à la place des solutions salines, le sérum de cheval

---

(1) M. LABBÉ. *Soc. de biologie*, 22 janvier 1898.

(2) HUTINEL. Effets des injections sous-cutanées chez les enfants tuberculeux. *Soc. méd. hôp.*, 15 mars 1885.

normal LE RAY (1892), REINACH (1896) (2). aux doses quotidiennes de 10 ou 20 centimètres cubes. Mais on doit les déconseiller, les recherches modernes ayant démontré que ces sérums ne sont pas inoffensifs.

Quant au *sérum anti-colibacillaire* de LESAGE, il a tous les inconvénients du sérum de cheval normal, sans avoir de qualités spéciales. Nous ne reviendrons pas à ce sujet sur ce que nous avons dit à propos du rôle des colibacilles dans les infections gastro-intestinales des nourrissons.

BALNÉATION. — Les bains sont fréquemment employés au cours des infections gastro-intestinales. Ils ont une action sur la température, qu'ils abaissent ou élèvent suivant les cas, sur l'état général qu'ils stimulent.

Quand la fièvre est forte, on donne des bains frais ou froids à 27°, 25° ou 22°, pendant 5 minutes, toutes les 3 heures, qui abaissent généralement la température de 1° à 2°. Cependant à moins d'une température très élevée, HUTINEL préfère le bain chaud à 38°, répété toutes les 4 heures.

Dans les formes algides, accompagnées de collapsus, le bain chaud à 38° est indiqué. On peut même donner le bain chaud sinapisé, en ajoutant dans la dernière minute 50 grammes de farine de moutarde pour 25 litres d'eau. Le bain sinapisé

---

(2) REINACH. *Münch. med. Wochensch.* 9 mai 1896 Analyse in *Rev. mens. des mal. de l'enfance*, xv, 1897, p. 93.

doit être très surveillé, pour éviter les brûlures qui se font facilement en pareil cas, par suite des troubles de la circulation cutanée.

INJECTIONS STIMULANTES. — Quand l'algidité est menaçante, quand il y a tendance au collapsus, on peut faire des injections d'*huile camphrée*, d'*éther*, de *caféine* (1). HUTINEL n'emploie la caféine qu'au cas d'absolue nécessité, à cause des phénomènes d'excitation inquiétants qu'elle provoque souvent et préfère l'huile camphrée. MARFAN conseille d'ajouter la caféine aux solutions salines :

Eau	3oo gr.
Chlorure de sodium	o gr. 75
Citrate de caféine	o gr. 75

ALIMENTATION. — *Lait.* — Le lait, aliment physiologique du nourrisson, devient quelquefois pour lui au cours des infections digestives, un véritable poison. Dans les infections aiguës même légères, l'indication formelle est de le supprimer complètement pendant un temps plus ou moins

---

(1) Camphre	o gr. 5o
Huile d'amandes douces	1o gr.

1 ou 2 cent. cubes dans les 24 heures.

Caféine	âà 1 gr.
Benzoate de soude	
Eau stérilisée	Q.S. par 1o cc.

1 2 à 1, 1 2 cc. dans les 24 heures.

prolongé. Dans les formes légères une diète de quelques heures suffira ; dans les cas graves, la diète devra durer plusieurs jours, comme nous l'avons vu.

Dans les cas légers, le lait de vache pourra être redonné d'emblée. Dans les cas plus graves et même quelquefois dans les premiers, il sera indiqué d'essayer un des autres aliments que nous allons passer en revue. Quelquefois même ce ne sera que plus tardivement qu'on pourra y revenir.

Quand on recommencera le lait, il devra être donné avec précaution, pur ou coupé. HUTINEL conseille une cuilleré à soupe et même quelquefois une cuillerée à café qu'on renouvellera 4 heures après. Si la tolérance est démontrée, on rapprochera les doses de 3 h. 1/2, 3 heures, 2 h. 1/2, 2 heures. Alors seulement on les augmentera progressivement en donnant tour à tour 2, 3, 4 cuillerées et plus. On arrêtera la progression ou même on reviendra en arrière, s'il y a menace d'accidents. Au début, dans l'intervalle des prises de lait, on continuera les boissons aqueuses.

Le lait d'ânesse, beaucoup plus léger que le lait de vache, et qui a l'avantage de pouvoir être donné cru (l'ânesse peut être traite à toute heure et amenée au domicile de l'enfant) est souvent toléré là où le lait de vache ne l'est pas. Il a l'inconvénient de coûter très cher et de ne pouvoir être employé dans la classe pauvre. Quand on le prescrira, il faudra, dès qu'on le pourra, le remplacer progressivement par le lait de vache (1).

Le lait de chèvre a les mêmes indications que le lait de vache. Il peut lui être préféré dans les cas ou on aura avantage à donner du lait cru à la place du lait stérilisé.

Babeurre. — Le babeurre, employé depuis fort longtemps par les paysans de la Frise pour l'alimentation des nourrissons, est mentionné en médecine pour la première fois par BALLOT (1865). Puis, après un long oubli, il a été étudié dans ces dernières années en Hollande par DE JAGER (1895), HOURVING (1900), TEIXEIRA DE MATTOS (1900), en Allemagne par SOLTMANN, SCHLOSSMANN, HEUBNER et son élève SALGE, BAGINSKY et CARO. En France, nous l'avons vu utiliser dans le service du Pr HUTINEL et l'avons expérimenté nous-même. Citons enfin un mémoire important de JACOBSON, qui donne la bibliographie (1).

Le babeurre peut être préparé avec du lait ou avec de la crème ; c'est le liquide qui reste quand on a battu le beurre. C'est un liquide blanchâtre, d'acidité marquée, due principalement à l'acide lactique formé aux dépens du lactose par le bacille lactique. Pour 100, il donne 8,70 à 9,88 de résidu sec (LAM) et contient 0,5 a 1,0 de graisse, 2,5 à 2,7 d'albumine, 3,0 à 3,5 de sucre (SALGE).

---

(1) Il est utile de rappeler que l'on ne doit pas faire bouillir le lait d'ânesse.

(1) JACOBSON. De l'alimentation des nourrissons sains et dyspeptiques avec le babeurre. *Arch. de méd. des enfants*, VI, 1903, p, 65.

On peut l'employer pur ou additionné de farine (froment, riz, maïs, orge, etc.) et de sucre, suivant les proportions suivantes pour 1 litre de babeurre : 1° farine 10 à 15 grammes (une cuillerée à soupe), sucre de canne 70 à 90 grammes (2 à 3 cuillerées à soupe) (Ballot, Teixeira de Mattos); 2° farine 25 grammes, sucre 35 grammes (Caro).

Pour faire la préparation, on ajoute la farine et on fait bouillir à un feu doux en agitant pour éviter les grumeaux : puis on ajoute le sucre. La première de ces deux préparations nous a paru préférable, surtout chez les nourrissons âgés de moins de six mois, qui prennent peu volontiers la seconde.

Les quantités à employer varieront suivant les formes de l'infection en présence de laquelle on se trouve. Bien que Ballot l'ait donné sans inconvénients à discrétion toutes les 2 ou 3 heures, il est préférable de donner les quantités équivalentes aux quantités de lait que l'on donne à l'âge du malade. Après la diète hydrique, il vaut mieux le donner à doses d'abord faibles et espacées, (2 ou 3 cuillerées toutes les 6 heures), puis augmenter progressivement les doses et les rapprocher. Quand les indications du babeurre auront cessé, on ne reviendra que peu à peu au lait, en faisant des mélanges qui contiendront une proportion de plus en plus forte de ce dernier. Il pourra être bon, au début de la réalimentation, de donner d'abord le babeurre pur avant de commencer la soupe de babeurre.

Le babeurre a donc son utilité dans la réalimentation des infections gastro-intestinales aiguës après la diète hydrique, dont il permet d'abréger la durée. Mais il est surtout utile dans les infections subaiguës et chroniques, conduisant à l'athrepsie : c'est principalement dans ces cas que Teixeira de Mattos, Salge, Caro l'ont employé avec succès.

A la suite de l'administration du babeurre, les selles se régularisent, deviennent homogènes, demi-molles, jaunâtres et moins fétides ; en même temps le poids augmente rapidement.

Les selles de babeurre sont pauvres en eau (77 p. 100), de réaction neutre ou alcaline, par suite de l'action prédominante du *Bacillus butyricus* qui y existe seul avec la *Bacillus lactis aerogenes*, les colibacilles faisait défaut (Teixeira de Mattos). Les dosages montrent que 90 p. 100 de l'azote et seulement 85 p. 100 des graisses sent résorbées ; l'assimilation des hydrates de carbone (sucre, farine) est parfaite, et les matières fécales ne renferment pas de sucre,

Tel sont brièvement résumés les résultats que donne le babeurre. Ces bons résultats peuvent être attribués à son acidité, à l'absence de graisse, à l'état de division de la caséine.

Ajoutons qu'on ne lui connaît aucun inconvénient immédiat ou éloigné.

Mais, comme le fait remarquer Marfan, il faut être réservé quant à la conclusion définitive à apporter sur la valeur de cet aliment. Peut-être même obtiendrait-on des effets identiques avec le lait écrémé, qui présente sensiblement la même **composition** chimique que le babeurre (Cruchet (1). **Du reste, H.** de Rothschild (2) se trouve bien de l'emploi de lait écrémé par centrifugation et acidifié par des cultures pures de ferment lactique (2).

Kéfir. — Le kéfir a été employé chez le nourrisson par Monti (3) (1887), puis par Hutinel et Thiercelin (4) (1894), qui l'ont utilisé dans le traitement des infections gastro-intestinales des nourrissons.

C'est une boisson acidulée, gazeuse, légèrement alcoolique, qui provient d'une fermentation du lait de vache sous l'influence de micro-organismes spéciaux : *Saccharomyces kefir*, *Bacillus caucasicus* (Kern), (R. Blanchard). Sous l'action de ferment kéfirique, le lactose se transforme partie en acide lactique partie en alcool et acide carbonique, la caséine est précipitée en grumeaux très ténus, en partie solubilisée et transformée en peptone ou protéose (5). On emploie le kéfir nº 2, c'est-à-dire celui qui a subi la fermentation pendant 2 jours.

---

(1) Cruchet. Du babeurre ou lait de beurre. *Gaz. hebd. de Bordeaux*, 1903 nº 8.

(2) H. de Rothschild. *Acad. de médecine*, octobre 1903.

(3) Monti. *Allg. Wien méd. Zeitung.* 1887, p. 265-280.

(4) Thiercelin. *Thèse*, p. 120.

(5) Hallion et Carrion. Le kéfir et la kéfirothérapie. *Presse médicale*, 30 mai 1900, 27 janvier 1901 et 2 mars 1901.

Le kéfir constitue donc un aliment qui possède toutes les propriétés du lait, mais qui a l'avantage d'être déjà en partie digéré. De plus, l'acide lactique qu'il contient lui donne des propriétés antiseptiques. Enfin les ferments, qui pénètrent avec lui dans le tube digestif, ont peut-être une action sur les microbes et les toxines (Hallion et Carrion), analogue à celle que l'on peut observer avec la levure de bière.

Le kéfir est indiqué dans les infections chroniques, quand le lait est mal digéré ; on pourra le donner aux mêmes doses que le lait.

Il est indiqué également à la période de réalimentation dans les infections aiguës et sera souvent mieux supporté que le lait. On le prescrira de la même façon que l'on prescrit le lait. en pareil cas. Puis on le mélangera au lait, en augmentant peu à peu les doses de ce dernier, jusqu'à substitution complète.

Eau albumineuse. — Bouillon. — Viande crue. — On prescrit souvent (HENOCH, EPISTEIN), en même temps que la diète hydrique ou après elle, l'eau albumineuse préparée en battant un blanc d'œuf dans un litre d'eau bouillie tiède. Elle n'a pas grands avantages et a l'inconvénient de faire pénétrer dans l'intestin une matière facilement fermentescible.

Souvent, après la phase aiguë des infections, on se trouvera bien de commencer la réalimentation en donnant, à la place du lait ou de ses succédanés, du bouillon de poulet bien dégraissé, que l'on administrera par cuillerées toutes les 3 ou 4 heures. On peut le donner froid et même pris en gelée. Il est généralement bien toléré.

La viande crue, a été préconisée par TROUSSEAU, HUTINEL, etc. On donne généralement la viande de mouton pulpée, délayée dans du bouillon ou mélangée à de la confiture. On commence par de petites doses (5 à 10 grammes) et on augmente jusqu'à 30, 50, 100 grammes. Dans certains cas où le lait est mal toléré, dans les infections subaigues ou chroniques, elle a son utilité. Il faut savoir que les premières prises sont souvent mal digérées, et que la viande peut se retrouver dans les selles, qui ont alors quelquefois un caractère putride ; au bout de 2 ou 3 jours la digestion s'établit. Il est souvent utile de donner après la viande une cuillerée ou deux de limonade chlorhydrique (HUTINEL).

Décoctions de céréales. Féculents. — Fréquemment on peut abréger la durée de la diète hydrique en donnant des décoctions d'orge, de riz, d'avoine, etc.

La décoction d'orge se prépare de la façon suivante : on met une cuiller à soupe d'orge perlé dans un litre d'eau ; on fait bouillir 1 2 heure et on passe sur une étamine. Le liquide filtré renferme de l'amidon, du mucilage et un peu de matière azotée.

L'eau de riz se prépare en mettant 60 grammes de farine de riz dans un demi-litre d'eau froide, ajoutant un demi-litre d'eau chaude, puis en faisant bouillir le mélange. On donne le liquide filtré sur une étamine.

La décoction de touraillons d'orge a été préconisée par BOINET (1) à la place de l'eau simple dans les diarrhées cholériformes. On la prépare avec 25 grammes de touraillons pour un litre d'eau.

L'eau panée est encore prescrite avec fruit dans certains cas, ou encore des bouillies à l'eau, préparées en faisant cuire à petit feu dans l'eau du pain grillé émietté, pendant 3/4 d'heure, ou une heure, passant sur une fine passoire, salant et sucrant. HUTINEL conseille ces bouillies pour la réalimentation des colites dysentériformes et nous même les avons vu réussir dans plusieurs cas.

Dans ces mêmes formes, les bouillies faites avec les féculents, les purées légères, etc., seront souvent mieux tolérées que le lait et devront être employées avant lui.

On pourra se servir pour la préparation des bouillies du bouillon de légumes préconisé par MÉRY (2).

Traitement des symptômes et des complications. — Nous serons bref sur ce sujet.

Les *coliques* seront calmées par l'application de

---

(1) BOINET. Marseille méd., 15 nov. 1901.

(2) MÉRY. De l'emploi des féculents et du bouillon de légumes dans le traitement de la gastro-entérite. **Bull. de la Soc. de Pédiatre**, 20 oct. 1903.

compresses humides, chaudes. ou de cataplasmes sur l'abdomen. D'autres fois. quand l'abdomen est météorisé, distendu par des gaz, que la température est élévée, des compresses froides seront préférables.

La *fièvre* est traitée surtout efficacement par la balnéation et par les lavages de l'intestin à l'eau fraîche. Quand l'hyperthermie est très forte. il sera quelquefois utile de donner de la quinine ou de l'antipyrine ou du pyramidon à faibles doses.

L'antipyrine, en plus de son action antithermique, a une action astringente sur l'intestin et des effets sédatifs sur les coliques et les spasmes intestinaux.

Les *phénomènes méningés* se trouveront bien des bains chauds et des préparations. bromurées : la ponction lombaire, pratiquée avec mesure, nous a paru avoir d'heureux effets.

Les *broncho-pneumonies*, les *accidents cutanés* etc. comporteront leur traitement habituel.

Indications générales du traitement suivant les formes cliniques. — En terminant nous croyons utile d'exposer brièvement les règles générales du traitement tel qu'il est appliqué journellement avec d'excellents résultats dans le service du Pr Hutinel, à l'Hospice des Enfants-Assistés.

1° *Formes aiguës légères.* — Dans ces formes. on applique la diète hydrique, on donne un purgatif, et on fait des lavages de l'intestin matin et soir.

Puis, dès que les selles sont meilleures, c'est-à-dire généralement au bout de 12 à 24 heures, on réalimente l'enfant soit avec du lait coupé, soit avec du kéfir, soit avec du babeurre, comme nous l'avons indiqué. Si la diarrhée persiste, le bismuth, le benzonaphtol, le tannigène, le bicarbonate de soude et la craie sont indiqués.

2° *Formes pyrétiques*. — Le début du traitement est le même : diète hydrique, purgatif, lavage de l'intestin. Il est bon de donner l'acide lactique, et, au cas de vomissements, de faire un ou deux lavages d'estomac; les bains et les compresses sur l'abdomen sont également indiqués.

Mais ici l'infection étant plus grave, il est nécessaire quelquefois de prolonger la diète deux, trois et quatre jours.

La réalimentation est souvent délicate. Il sera bon de ne pas donner le lait d'emblée, mais auparavant la décoction d'orge ou de riz; puis le kéfir, ou le babeurre ou le lait d'ânesse; enfin seulement le lait de vache.

3° *Formes algides*, — Ici la diète hydrique et l'acide lactique sont également indiqués. Les purgatifs sont contre-indiqués, mais le lavage de l'intestin est utile. Quant au lavage de l'estomac, s'il a quelquefois des indications, il est le plus souvent inutile et peut-être nuisible. Les bains chauds, les injections de solutions physiologiques sous la peau, les enveloppements chauds, les injections d'huile camphrée seront également utilisés.

On réalimentera l'enfant comme dans la forme

précédente. Quelquefois la viande crue sera nécessaire. Les astringents, même l'opium, pourront être utiles.

4° *Formes dysentéroïdes.* — La diète hydrique et les lavages de l'intestin sont indiqués. Il sera souvent utile de donner un purgatif ou des laxatifs répétés, par exemple le sulfate de soude. Les lavages antiseptiques, principalement ceux faits avec l'eau oxygénée, donnent souvent de bons résultats.

Ici l'alimention sera autre. Le lait, le kéfir, le babeurre sont souvent mal tolérés, sauf cependant quand il y a de la diarrhée. Ce sont les décoctions de céréales, l'eau panée, les bouillies au pain grillé et à l'eau qu'il faudra essayer tout d'abord principalement dans les formes s'accompagnant de constipation On donnera ensuite le bouillon de poulet, les panades, les farineux et enfin le lait par petites quantités et avec précautions.

5° *Formes chroniques* (1). — Quand on verra l'enfant pour la première fois, il sera souvent prudent d'instituer momentanément la diète hydrique et de purger l'enfant. S'il est en poussée aiguë, ce sera d'ailleurs le même traitement que précédemment.

Puis on s'efforcera de régler minutieusement l'alimentation de l'enfant. Dans certains cas le kéfir, le babeurre seront tolérés alors que le lait

---

(1) HUTINEL. Traitement des diarrhées chroniques chez les enfants. *Médecine moderne*, 11 déc. 1898.

ne l'est pas; d'autre fois c'est le lait d'ânesse ou la viande crue qui seront indiqués. Il faut commencer par de faibles doses, les augmenter progressivement, les varier suivant les indications.

Souvent les alcalins (eau de Vichy, bicarbonate de soude au moment des tétées), ou les astringents et les antiseptiques insolubles seront indiqués; quelquefois on pourra donner avec fruit la pepsine, la pancréatine (0, 10 à 0, 20 centigrammes mêlés au lait à chaque prise), la papaïne. Au cas de constipation on donnera des laxatifs, des lavages de l'intestin.

Dans les cas de cachexie plus ou moins avancée, les injections de petites doses de sérum artificiel devront être faites.

Tel est le traitement des infections gastro-instestinales des nourrissons. Appliqué à temps et d'une façon judicieuse, non seulement il sauvera la vie de beaucoup d'enfants, mais encore, dans les formes qui ne sont pas mortelles, il évitera la prolongation de ces affections digestives, qui troublent le développement de l'enfant, en font un atrophique ou un rachitique, et plus tard, un adolescent sujet aux troubles dyspeptiques et aux entérites, inapte au travail intellectuel et débile au point de vue physique.

TABLE DES MATIÈRES

Fontenay-aux-Roses (Seine). — Imp. L. Bellenand